DES

MALADIES

DE

LA FEMME.

Imprimerie de SCHNEIDER et LANGRAND, rue d'Erfurth, 1.

DES

MALADIES

DE

LA FEMME

ET

DES MÉDICAMENTS LES PLUS EFFICACES A

EMPLOYER DANS LEUR TRAITEMENT.

Par A. CAVARRA,

D. M. P.

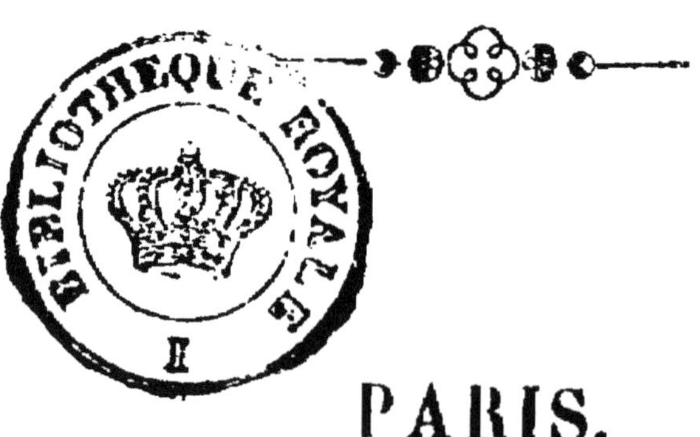

PARIS.

—

1841

À mon Oncle.

Témoignage de ma reconnaissance éternelle.

A. CAVARRA, D. M.

PRÉFACE.

———

Les maladies qui affligent les femmes sont si nombreuses et de nature si diverse, qu'on ne saurait apporter trop de soin à les étudier.

On a si bien senti l'importance

de ces études, que maints auteurs distingués se sont mis à l'œuvre pour traiter spécialement de ces maladies.

Mais malheureusement, il faut le dire, ce qui a été fait à cet égard laisse encore beaucoup à désirer.

Guidé par la pensée qu'il est donné à chacun de faire progresser plus ou moins cette partie de la science, j'ai pesé ce que j'avais à offrir aux praticiens, et je l'ai fait imprimer avec la conviction qu'il n'est pas indigne de leurs méditations.

En effet, pour peu qu'on veuille bien me lire avec le désir de rendre justice à mes efforts, on reconnaîtra, du moins je l'espère, que, tout petit qu'il est, ce livre répand quelque nouvelle clarté sur le mode d'envisager et de traiter les maladies les plus communes et les plus graves de la femme.

DE LA CHUTE

ou

DU RELACHEMENT DE LA MATRICE.

La matrice est tombée ou descendue toutes les fois qu'on la rencontre plus près de la vulve qu'à l'ordinaire, et qu'elle fait éprouver dans le bassin un sentiment de gêne et de pesanteur.

La compression qu'on exerce en tous sens avec les doigts sur la matrice relâchée permet de s'assurer que toutes les molécules qui constituent cet organe sont saines.

Il n'en est pas de même des organes qui ont des rapports plus ou moins directs avec la matrice relâchée; au contraire, certaines maladies de ces organes forment autant de causes de descente.

PREMIÈRE CAUSE.

La sécheresse de la membrane muqueuse des intestins constitue cette première cause.

Quand cette sécheresse existe, les matières fécales s'attachent aux bosselures du colon, et tous les efforts que font pour aller à la garde-robe les femmes ainsi constipées ne suffisent plus pour amener la défécation. Dès lors la partie supérieure de la matrice supporte toute la pression qui résulte de la contraction vermiculaire et des muscles abdominaux. Cette pression détruit la fragile résistance des ligaments auxquels la matrice est comme suspendue. C'est ainsi que cet organe, qui ne peut aller ni en avant ni en arrière, parce qu'il y rencontre des os, ni à droite ni à gauche, parce qu'il est entouré et comprimé par les intestins, est contraint à envahir le vagin et à se présenter près de la vulve.

Dès que la matrice est descendue, ses nerfs sont tiraillés par le poids de cet organe; elle comprime aussi les nerfs de la partie inférieure du vagin; de là ce sentiment de gêne et de pesanteur qui est un indice de relâchement.

DEUXIÈME CAUSE.

Les flueurs blanches constituent cette deuxième cause.

Les flueurs blanches, qui affligent les trois quarts des femmes de Paris, ramollissent à la longue les tissus du vagin. Dès lors celui-ci s'affaisse et détruit par là les conditions d'équilibre de la matrice, qui, pesant ainsi de tout son poids sur ses ligaments suspenseurs, les force à se distendre et à laisser tomber cet organe.

TROISIÈME CAUSE.

La perte prématurée d'une partie de l'amnios et le peu de contraction de la matrice constituent cette troisième cause.

Dans ces cas, les couches sont bien laborieuses. La femme est obligée de faire des efforts abdominaux inouïs pour expulser le produit de la conception. Les ligaments suspenseurs se distendent par la même raison que dans la constipation, et laissent descendre la matrice jusqu'à la vulve.

QUATRIÈME CAUSE.

L'abus du coït et les maladies véné-riennes constituent cette quatrième cause.

Le frottement répété qui a lieu dans l'action du coït et l'exhalation de la membrane muqueuse du vagin dans le cas de maladie véné-rienne, ramollissent cet organe et produisent à la longue les mêmes effets que les flueurs blanches.

CINQUIÈME CAUSE.

Le défaut naturel de consistance dans le tissu du vagin constitue cette cinquième cause.

Cette cause est rare et se reconnaît par le peu de consistance du vagin coïncidant avec l'absence de flueurs blanches.

————

REMARQUES SUCCINCTES

SUR

LES CAUSES DE DESCENTE DE LA MATRICE.

I. La membrane muqueuse des intestins se dessèche, parce que ses pores deviennent plus petits que de coutume, et que par là les molécules ou les atomes de mucus ne peuvent plus les traverser.

II. La membrane muqueuse du

vagin se ramollit, parce que ses pores deviennent plus larges qu'à l'ordinaire, et qu'alors les molécules de mucus la traversent avec une grande facilité et en abondance.

III. Les ligaments suspenseurs demeurent distendus, parce que les causes qui ont contribué à la descente de la matrice ont détruit plus ou moins leur résistance.

IV. L'amnios se perd prématurément par des chutes dangereuses qui rompent sa mince membrane, et par le peu de soins que les femmes enceintes ont en général de leur personne.

V. L'abus du coït a ordinairement

pour sources des désirs déréglés. L'extrême misère peut donner lieu au même mal, en obligeant les malheureuses à faire marchandise de leurs charmes.

VI. La maladie vénérienne a lieu de deux manières seulement : par le contact et par des raisons congéniales qui sont cachées avec le phénomène de la génération.

CURE

DE

LA CHUTE DE LA MATRICE.

De l'étude de toutes les causes de descente, résulte une double méthode.

L'une tend à prévenir la descente de la matrice;

L'autre, à la guérir quand elle est toute formée.

PREMIÈRE MÉTHODE.

On a vu que la constipation et les flueurs blanches sont des causes de descente. Donc, pour prévenir cette maladie, il faut éloigner, dans le premier cas, le resserrement des pores de la membrane muqueuse des intestins, et, dans le second cas, l'élargissement des pores du vagin.

Il en est de même des autres causes de descente. Dès qu'elles sont écartées, l'élasticité des ligaments se trouve à l'abri de toute altération, et la chute de la matrice ne peut avoir lieu.

DEUXIÈME MÉTHODE.

Quand le relâchement est tout

formé, il faut que l'attention du praticien se porte d'abord sur la cause qui a déterminé la chute.

Par exemple, s'il y a flaccidité de la muqueuse du vagin, il faut resserrer les pores de cette membrane, afin d'arriver ainsi à rétablir l'état normal sur ce point.

En même temps, dans ce cas, comme dans tout autre cas de descente, il faut relever la matrice et la tenir immobile à la hauteur voulue du bassin.

En relevant la matrice et en l'empêchant de *vaciller,* cet organe cesse de peser sur ses ligaments suspenseurs, et leur permet, par consé-

quent, de reconquérir leur état d'é-
lasticité accoutumé. D'un autre côté,
l'état de descente étant, pour ainsi
dire, toujours accompagné de constipation, une fois que la matrice est
relevée, le rectum cesse de s'appuyer
sur elle et laisse un libre cours à l'expulsion des matières fécales.

Cette pratique, comme on le voit,
diffère de celle qui est mise en usage
aujourd'hui. Elle en diffère surtout
en ce que le pessaire dont on se sert
est mobile, tandis que celui qu'il faut
employer est immobile, et en ce que
l'on ne s'occupe pas de guérir les
chutes par l'action des médicaments,
tandis que c'est principalement vers

ce but que doivent se porter tous les soins.

Non-seulement on doit faire usage d'un pessaire immobile, mais il faut encore qu'il contienne à son centre une canule qui permette de faire des injections astringentes dans le col de la matrice et dans le vagin. Cette canule est d'autant plus indispensable, qu'après une sage administration d'injections astringentes, on peut espérer qu'un jour viendra où, en retirant le pessaire, la matrice ne tombera pas de nouveau, comme cela a toujours lieu quand on retire le pessaire ordinaire, et que, par conséquent, il y aura guérison.

Les substances qui donnent les dissolutions astringentes les plus efficaces à employer en cas de descente sont :

Le tannin,

L'alun,

Le plomb,

Et le sulfate de zinc.

DU TANNIN.

Le tannin est la partie agissante de la noix de galle et de toutes les substances végétales astringentes.

C'est à la savante analyse de la noix de galle, faite par M. Pelouze, que l'on doit la connaissance de ce principe immédiat.

Le tannin ou l'acide tannique ainsi obtenu est incolore et possède au plus haut degré une saveur styptique; il n'a pas d'odeur. L'eau le dissout en quantité considérable. Sa dissolution rougit la teinture de tournesol, décompose avec effervescence les carbonates alcalins, et forme, avec la plupart des dissolutions métalliques, des précipités qui sont de véritables tannates.

L'alcool et l'éther dissolvent le tannin, mais moins bien que l'eau, et en quantité d'autant plus faible qu'il se rapproche de l'état anhydre (1).

Le tannin est composé de :

Oxygène. 44,64
Carbone. 51,18
Hydrogène 4,18

Le poids de l'atome du tannin est de 2688,204.

Le tannin est soluble dans le suc gastrique. Il est absorbé, soit dans le ventricule, soit dans le duodénum.

Rarement on le rencontre dans le reste de l'intestin grêle ; jamais dans le gros intestin.

(1) Voir, pour de plus amples détails chimiques, le savant Mémoire que M. Pelouze a lu, en 1834, à l'Académie des sciences.

Je n'en ai pas trouvé dans le canal thoracique.

J'en ai observé dans la veine-porte. Sa présence dans cette veine est d'autant plus facile à remarquer qu'on administre, en place du tannin pur, les substances qui le contiennent.

L'absorption a lieu même lorsqu'on le donne après avoir opéré la section des nerfs pneumogastriques.

Le sang veineux qui sort du foie n'offre plus la moindre trace de tannin. Néanmoins, comme il est de fait que le tuyau veineux qui du foie se porte au cœur est une continuation de la veine-porte, il est probable que, si l'on ne trouve pas de tannin dans le cœur, le poumon, etc., c'est parce que, au moment où il arrive dans ces organes, il se trouve déjà assez combiné avec le sang pour qu'on ne puisse plus le saisir à l'aide des réactifs.

A mesure que le tannin marche avec le sang, il absorbe la partie séreuse qu'il y rencontre, se combine avec la gélatine, forme des précipités insolubles, et resserre ainsi les tissus avec lesquels il est en contact.

Le tannin exerce surtout son action astringente sur la muqueuse des intestins, du poumon, de l'urètre, du vagin et le tissu propre de la peau.

Aussi le tannin est un puissant remède pour guérir les organes malades par suite de relâchement (1).

Le tannin n'est pas un poison ; au contraire, il rend insolubles bien des poisons, et par là il mérite l'attention des toxicologistes. J'ai été à même de reconnaître que, sous ce point de vue, le tannin est préférable à la noix de galle, car il va vite et atteint par conséquent rapidement le poison partout où il se trouve, tandis que le tannin contenu dans la noix de galle

(1) Le *Mémoire sur le tannin*, que j'ai lu à l'Académie de médecine, il y a deux ans, détaille plus au long les qualités de ce remède, qui a pris immédiatement une place distinguée dans le *Codex*.

perd un temps éminemment précieux à s'élaborer dans l'estomac, au point de pouvoir être absorbé et de ne plus remplir entièrement son office.

J'administre l'acide tannique d'un quart de grain à deux grains, soit en pilules, soit par injection, soit en poudre.

Comme ces diverses préparations, en se trouvant associées tantôt avec une substance, tantôt avec une autre, donnent des résultats très-différents, je me réserve d'en parler plus loin.

DE L'ALUN.

L'alun est une substance minérale

qui se trouve aux environs des volcans.

Elle cristallise en octaèdres réguliers et quelquefois cubiques. Elle est incolore, transparente, à cassure ondulée. Sa composition est toujours changeante.

Tantôt elle n'est que du sulfate acide de potasse et d'alumine, tantôt un sulfate à base d'ammoniaque, et tantôt un sulfate à base de soude.

Le premier alun est formé de :

Acide sulfurique. . . 33,75
Potasse 10,82
Eau 9,43

Le second est formé d'un atome

de sulfate d'ammoniaque, d'un atome de sulfate d'alumine et de quarante-huit atomes d'eau.

Le troisième est formé d'alumine et d'un atome de sulfate de soude.

La pharmacie se sert en général de l'alun du commerce. Ainsi les malades, sans que les médecins s'en doutent peut-être, font usage de trois espèces d'alun, et pourtant ces trois aluns n'ont pas, dans leur application, des effets immédiats absolument identiques. L'un est à base purgative, et les deux autres ne purgent pas.

L'alun est charrié dans le courant de la circulation. Son atome d'alumine absorbe l'humidité du sang et arrête ainsi toutes les maladies qui dépendent d'une surabondance d'eau et de sérosité dans ce liquide.

On administre l'alun de 2 à 12 grains (1) :

En poudre,
Pilules,
Potions,
Injections,
Gargarismes,
Collyres.

L'injection est le moyen le plus efficace pour la guérison de la maladie qui m'occupe.

(1) Voir les effets de l'alun dans mon travail sur la *Mauvaise haleine*, consigné dans le 2ᵉ volume du *Bulletin clinique*.

DU PLOMB.

Le plomb est une substance employée depuis longtemps dans la médecine.

Le protoxyde, le deutoxyde, l'acétate neutre et le sous-acétate de plomb soluble se trouvent également dans la pharmacie; mais ce dernier est le plus généralement mis en usage.

Suivant Berzélius, le sous-acétate de plomb soluble est formé de :

Acide acétique. 100
Protoxyde de plomb . . 650

Le sous-acétate de plomb est soluble dans le suc gastrique; il est absorbé et charrié avec le sang quand il se trouve en contact, soit avec le ventricule, soit avec les infinies veinules qui se trouvent dans le poumon et sous l'épiderme.

Le sous-acétate de plomb mérite l'attention des praticiens, par la raison que si on l'administre à de très-hautes doses, ou bien en petites, mais d'une manière continuè pendant un certain temps, il devient un poison des plus irritants (1).

Le sous-acétate de plomb entre dans la composition de bien des

(1) Voir à ce sujet les savantes recherches du docteur Tanquerel des Planches, consignées dans son ouvrage sur les maladies saturnines.

médicaments astringents et possède une grande efficacité pour guérir les flueurs blanches et la gonorrhée.

Les préparations les plus usitées sont :

La dissolution,

Le liniment résolutif opiacé,

Le cataplasme de farine de graine de lin avec quantité suffisante de sous-acétate de plomb liquide.

DU SULFATE DE ZINC.

Le sulfate de zinc est un sel qui se trouve bien rarement dans la nature et seulement impur et à petites quantités.

Il cristallise à quatre pans qui se

terminent en pyramide à quatre faces.

Il est inodore, incolore et d'une saveur âcre et styptique.

Il est composé de :

Acide sulfurique. . . 149,9

Oxyde de zinc. 50,1

Quand il est cristallisé, il contient de 10 à 14 d'eau.

Soluble dans le suc gastrique, il est absorbé dans le courant de la circulation.

A haute dose, il agit fortement sur le système nerveux et produit le vomissement. Il est incompatible avec les alcalis et toutes les infusions qui contiennent du tannin.

Il resserre les membranes muqueuses et guérit les leucorrhées, les diarrhées, ainsi que les ulcérations scrofuleuses.

On l'administre à l'intérieur de 10 à 12 grains par jour. On peut en augmenter la dose à l'extérieur.

On en fait :

Des pilules,
Injections,
Lotions,
Et collyres.

———

Voici quelques faits pratiques qui témoignent de l'efficacité de l'emploi de ces astringents dans le relâchement de la matrice,

FAITS PRATIQUES

DE GUÉRISON DE LA CHUTE DE LA MATRICE

AU MOYEN DU TANNIN, DE L'ALUN, DU PLOMB ET DU ZINC.

PREMIÈRE OBSERVATION.

Madame T. B., âgée de trente-cinq ans, de tempérament sanguin, née de parents sains, sujette depuis son enfance aux flueurs blanches et à la constipation, mère de dix enfants et ayant éprouvé de grands chagrins, souffre depuis dix-huit mois d'une chute ou descente de matrice.

Madame T. B. est pâle, son pouls est irrégulier, ses yeux sont ternes;

elle est devenue très-irritable, et dans ses accès de colère, elle est capable de briser tout ce qui lui tombe sous la main.

On lui a déjà posé un pessaire, mais sans résultat. Les lavements froids qu'on lui a fait prendre ne lui ont pas procuré de soulagement. Toutes les fois qu'elle ôte son pessaire, la matrice se représente à la vulve ; la gêne entre les cuisses et la pesanteur dans la région du bassin recommencent.

Madame T. B. désespère de la guérison de son mal. Cependant elle a recours à mes soins.

Je fais aussitôt usage du pessaire

immobile indiqué plus haut et dont je parlerai plus au long dans un mémoire *ex professo*. Cet appareil placé, j'ordonne le repos et je prescris deux onces de sulfate de magnésie à prendre le lendemain.

La malade a d'abondantes selles.

Elle s'en trouve très-soulagée et un mieux sensible se manifeste de jour en jour. De triste qu'elle était, elle est devenue assez gaie et plaisante même de temps à autre.

Madame T. B. garde toujours le lit, et, au bout d'une huitaine de jours, j'ordonne une injection d'acide tannique dissous dans de l'eau, à prati-

quer au moyen de la canule contenue dans le pessaire immobile.

La malade ne tarde pas à éprouver un resserrement le long du vagin et même au col de la matrice, qui
lui est douloureux.

Ce dernier incident ne me décou-
rage pas, car il est le résultat de l'action de l'acide tannique sur les tissus
vivants. Je fais répéter cette injection pendant trois jours. Le quatrième je la remplace par une injection de sous-acétate de plomb.

Il me serait impossible de décrire
la sensation que cette nouvelle injection produit sur madame T. B., car
elle ne peut m'en rendre compte. Tou-

tefois je ne doute pas que ce ne soit une sensation de resserrement.

Cette injection est continuée pendant quelques jours, au bout desquels je reprends l'autre. Je pratique ainsi alternativement ces injections pendant vingt jours. Alors je commence à descendre le pessaire d'une ligne. Je réitère cette descente graduellement tous les deux ou trois jours, mais sans discontinuer les injections, et c'est avec une vive satisfaction que je vois enfin la matrice demeurer à sa place ordinaire quand le pessaire est retiré entièrement.

Tout me paraît alors rentré dans l'ordre. Cependant je prescris encore un régime émollient, un peu d'exercice et, en cas de constipation, quelques lavements.

Depuis madame T. B. jouit de la meilleure santé.

———

A présent, si l'on veut avoir une idée exacte de la manière dont cette cure s'est opérée, il faut se rappeler ce qui a été dit plus haut touchant la nature de la matrice relâchée et les médicaments astringents efficaces dans son traitement.

En effet, les injections de plomb et de tannin ont fini par *resserrer les pores* de la muqueuse vaginale relâchée en les remplissant en quelque sorte *d'un tannate de plomb* insoluble. Dès lors les flueurs blanches qui humectaient le vagin ont dû disparaître. Cet organe, de flasque qu'il était, a recouvré sa résistance ordinaire, et par ce moyen la matrice, en retrouvant ses conditions d'équilibre, a cessé d'être relâchée.

DEUXIÈME OBSERVATION.

Madame G. R., âgée de vingt-trois ans, de tempérament bilieux, de parents sains, sujette à des flueurs blanches et à la constipation dès son enfance, mère de trois enfants, ayant eu une fausse couche et beaucoup de chagrins, souffre depuis deux ou trois ans d'une chute ou relâchement de la matrice.

Je trouve madame G. R. dans les plus pénibles inquiétudes. C'est avec une sorte de désespoir qu'elle m'entretient de tous les efforts tentés inutilement par un grand nombre de praticiens pour se rendre maîtres de sa maladie.

Après avoir examiné attentivement la position de la matrice que je trouve solidement emboîtée dans le vagin, je m'efforce de rendre quelque calme à l'esprit de la patiente.

Alors je lui pose le pessaire immobile, et fais pour elle, à très-peu de chose près, ce que j'ai fait pour la malade de ma première observation.

Seulement, au lieu de me servir de tannin, c'est avec de l'alun que j'ai pratiqué les injections au moyen de la canule du pessaire.

Enfin, la maladie n'a guère résisté plus de trois mois à mon traitement, et madame G. R. jouit aujourd'hui, contre son attente, d'une excellente santé.

Dans cette cure, c'est l'alumine

qui, en absorbant l'humidité du vagin, a redonné à cet organe sa consistance ordinaire, et par là empêché la matrice de retomber.

DU CANCER

DE LA MATRICE.

Le cancer, partout où il se présente, est une maladie redoutable qui fait le désespoir des médecins.

Il est si commun de voir périr ceux qui en sont affectés, et si difficile de trouver des moyens efficaces pour le guérir, qu'on serait, pour ainsi dire, tenté d'y renoncer.

Toutefois ne serait-il pas cruellement pénible de laisser cette maladie faire paisiblement des progrès avec l'idée que sa fin est toujours fatale?

Il vaut mieux, au contraire, chercher la véritable cause qui engendre le cancer, afin de pouvoir étudier ensuite, dans le nombre des médicaments, quels sont ceux d'entre eux qui sont doués de qualités assez énergiques pour le détruire.

C'est là du moins ce que je me suis proposé de faire en me livrant à l'étude de cette maladie.

Le cancer de la matrice se présente ordinairement au col de cet organe.

Il fait éprouver, en le touchant avec le doigt, une sensation difficile à rendre.

Sa couleur est blanchâtre et mêlée çà et là de points rosés.

A son début, il est dur ; il finit par se ramollir, et le liquide rougeâtre qui en résulte se réabsorbe, gêne la circulation veineuse et gonfle les ganglions.

Il a un noyau, un tissu particulier, et des vaisseaux, tant artériels que veineux, très-friables.

Souvent il est gênant, douloureux,

et presque toujours les malades ont le teint jaune et présentant la tristesse et le marasme.

Le sang renferme les éléments qui constituent le cancer ou qui lui donnent naissance.

La douleur que le cancer fait éprouver est facile à expliquer.

La destruction lente de la matrice lèse inévitablement ses nerfs, et produit cette douleur si variée dont se plaignent les malades.

Quand le cancer n'est pas douloureux, c'est qu'au lieu de détruire les nerfs de la matrice il n'aboutit qu'à les comprimer et à les paralyser.

Cet état spasmodique du système nerveux produit la maigreur générale, le teint jaune paille et la tristesse. Chacun sait en effet que la douleur continuelle dans un organe délicat et sensible amène la mélancolie et le marasme.

Une chose qui n'est pas facile à comprendre, c'est l'origine de cette espèce de *système vasculaire* propre au cancer.

Les uns pensent que ce système vasculaire est un produit qui se superpose au système vasculaire naturel; les autres soutiennent qu'il n'en est que le produit anormal.

Il est difficile d'admettre l'opinion des premiers, car le système vasculaire du cancer ne présente jamais de règles fixes dans son développement, tandis qu'on en trouve toujours dans le développement des artères du fœtus, par exemple, qui se forment par superposition.

Ainsi, à voir le système vasculaire du cancer prendre tantôt une forme et tantôt une autre, on est autorisé à penser qu'il est simplement le produit anormal du système vasculaire naturel.

Ce raisonnement, puisé dans les lois générales du développement de l'organisation , permet d'expliquer facilement la friabilité des artères et des veines du cancer. On conçoit sans peine, en effet, que des produits anormaux venant de produits naturels doivent être friables, de même que les organes d'un végétal parasite sont beaucoup plus friables que les organes de l'arbre qui le nourrit.

Si telle est la source du système vasculaire du cancer, comme on n'en doit pas douter, il faut convenir qu'il doit surgir le premier. Alors certaines parties du sang doivent suinter facilement à travers les parois friables de ce système vasculaire, les coller ensemble, et former à la longue ce tissu propre qu'on appelle *cancer*.

Si le développement du cancer était autre, on serait très-embarrassé de se rendre compte de la manière dont le mal peut grossir, se nourrir, et présenter les éléments constitutifs du sang.

Si donc le cancer se développe et se nourrit par une exhalation cancéreuse du sang, celui-ci lui-même ne peut produire de tels effets sans être altéré, et cette altération doit provenir du système nerveux.

En effet, le sang altéré a pour source évidente une altération de la huitième paire des nerfs, chargée de la fonction de former le sang dans le poumon.

Cette conclusion est péremptoire et rigoureusement juste en physiologie, et si elle donnait lieu à des objections de la part de personnes qui croient à la possibilité d'une altération du sang provenant d'une altération de fonctions de l'appareil digestif, on pourrait se contenter de répondre que l'état pathologique de ces fonctions elles-mêmes tient à une affection nerveuse (1).

(1) Voir, dans les ouvrages élémentaires de physiologie, ce qui regarde l'influence du système nerveux dans les organes de la digestion.

CURE

DU

CANCER DE LA MATRICE.

———

Maintenant qu'il n'est plus possible de contester que le cancer ne soit
le produit d'une affection nerveuse,
il est bon de se demander si cette
affection nerveuse peut se guérir
d'elle-même tant que le cancer n'est
pas guéri. A cet égard, comme on
n'a pas d'exemple de guérison naturelle du cancer, on peut en conclure
d'une manière certaine que, si cette

maladie s'alimente de l'affection nerveuse, elle doit à son tour contribuer à
l'entretien de cette dernière affection.

Or, si ces deux affections sont
étroitement liées entre elles, comme
on n'en peut douter, il est pour le
moins absurde de recourir unique-
ment à l'ablation pour guérir le cancer de la matrice, puisque, par ce procédé, il est impossible de détruire,
non-seulement le principe qui l'a en-
gendré, l'affection nerveuse, mais
encore la cause qui l'alimente, l'altération du sang.

On peut en dire tout autant du cancer du sein, car, pour les praticiens
qui raisonnent, l'opinion qu'on ne

le guérit pas indéfiniment par le procédé opératoire doit être bien arrêtée.

On n'ignore pas qu'on a quelques cas de guérison à citer, mais ils sont en si petit nombre qu'on ne peut avec raison les attribuer entièrement à l'opération, mais à des causes de réaction du système nerveux produites par la douleur, ou toutes autres causes aussi peu faciles à expliquer, parce qu'elles sont cachées dans les secrets de la nature.

Enfin, l'ablation du cancer, soit à la matrice, soit au sein, n'est jamais qu'une douloureuse tentative de guérison, puisqu'il n'est personne qui osât, la main sur la conscience, se flatter de réussir.

Ainsi, pour peu qu'on veuille bien raisonner, on est forcé de convenir que le cancer ne peut se guérir que par un traitement qui l'attaque dans toutes ses ramifications.

Mais ce n'est pas assez d'indiquer l'origine primitive et la véritable constitution du cancer, il faut encore faire connaître les médicaments qui ont une action efficace pour le combattre avec un succès certain.

Ces médicaments, d'après mes propres études, consistent dans

La ciguë;

L'iode;

Et le fer.

DE LA CIGUË.

La ciguë est une plante indigène; elle est employée depuis tant de siècles en médecine, qu'elle a eu le temps de passer par le laminoir de bien des systèmes.

Ce sont les feuilles de cette plante qui possèdent exclusivement la vertu médicinale.

La partie agissante de ces feuilles est la cigutine. Cet alcoloïde est soluble dans le suc gastrique. Il s'absorbe et est charrié avec le sang dans les organes.

Ainsi, quand on fait une ligature au bas du duodénum avant d'en faire prendre à un animal vivant, on le voit quelque temps après disparaître complétement de cet intestin et commencer à manifester son action.

L'action de la ciguë et de la cigutine est nerveuse. En effet, quand on administre l'une et l'autre à certaines doses, les vertiges, la somnolence, l'agitation et le délire, symptômes exclusivement nerveux, ne tardent pas à se produire.

Pourtant M. Barbier n'a pas cru devoir ranger la ciguë et la cigutine parmi les substances qui ont une action locale certaine!

On fait de la ciguë :

Des pilules,

Une mixture,

Un extrait,

Des cataplasmes.

De quelque manière qu'on l'emploie, c'est toujours sur le système nerveux que se porte son action.

DE L'IODE.

L'iode est un corps simple découvert en 1813 par M. Courtois.

Depuis que M. Coïndet, de Genève, a étudié ce médicament, il n'y a plus personne aujourd'hui qui n'en connaisse les propriétés.

Il joue encore un grand rôle à l'hôpital Saint-Louis et à l'Hôtel-Dieu.

A la Charité, on commence à y renoncer. En ville, les uns croient que l'iode est un médicament, les autres pensent que c'est un poison.

Il est bien éloigné d'être un poison. MM. Orfila et Magendie ont pris à plusieurs reprises de la teinture d'iode, et en assez hautes doses, sans en être incommodés. J'en ai pris moi-même une assez grande quantité, sans éprouver le moindre mal.

L'iode est solide. Il a la forme de petites lames grisâtres. Il se fond à la température de 170°, se volatilise à 175° et forme des vapeurs violettes.

Il est soluble dans l'éther, l'alcool et l'eau.

Il se dissout très-facilement dans

le suc gastrique. Il est absorbé et il pénètre dans les organes en suivant les mouvements circulatoires.

Les mamelles et les testicules se resserrent quand on en fait un grand usage.

On l'emploie :

En teinture,

Pilules,

Pommade.

La préparation la plus active de tous les composés de l'iode est l'io-dure de potassium.

Quoi qu'en disent les détracteurs de cette substance, il n'est pas moins vrai qu'elle a une action puissante sur certaines dégénérescences scrofuleuses, dartreuses, cancéreuses. Il ne s'agit, pour en obtenir les résultats les plus satisfaisants, que d'en savoir faire un emploi convenable et bien approprié à la maladie à laquelle on l'oppose.

L'iodure de mercure est aussi un bon médicament. Administré avec sagacité, c'est un remède énergique contre les maladies qui résistent à l'iodure de potassium.

L'iodure de fer, de calcium, de zinc est aussi un remède très-efficace dans le traitement des maladies de la femme.

DU FER.

Le fer est un métal qui se trouve

dans toutes les contrées du monde. Il sert à l'art de guérir aussi bien qu'à l'industrie.

Il est solide, tenace, d'une saveur styptique, et d'une odeur *sui generis*. Il est soluble dans le suc gastrique. Il se digère dans le ventricule, en quelque sorte, comme le bol alimentaire. Une partie passe dans le courant de la circulation ; une autre partie passe, comme le chime, dans le duodénum, traverse la valvule iléocécale, et va se perdre avec les excréments dans l'acte de la défécation (1).

(1) Le phénomène d'absorption du fer a été fort mal étudié par MM. Tiedmann et Gmelin. En effet, comme l'animal contient naturellement du fer, ces messieurs n'ont pas fait savoir si au moyen de

Le fer joue un grand rôle dans l'économie animale. On dit même que c'est en se combinant avec l'oxygène de l'air atmosphérique, que le sang veineux devient rouge dans le poumon ; mais cette proposition n'est pas bien démontrée.

leurs réactifs ils ont obtenu le fer naturel ou bien celui qui a été ingéré. Ainsi, pour que leurs expériences méritassent quelque crédit, il faudrait qu'elles eussent été dirigées par un tout autre esprit analytique. Je me réserve en temps et lieu de revenir sur ce sujet.

Le phénomène de la *digestion* du fer n'a pas été non plus convenablement étudié par MM. Tiedmann et Gmelin. S'ils s'étaient donné la peine d'observer ce phénomène dans sa totalité, ils auraient vu que la matière fécale est d'autant plus brune que l'on fait usage d'une nourriture végétale.

Cette coloration a lieu par l'oxydation du fer dans la digestion ordinaire ; et dans la digestion de sub-

Toujours est-il qu'il exerce une action puissante sur l'économie, car du moment qu'on en fait usage, la digestion devient facile, le cœur bat avec plus de force, et le système nerveux est de plus en plus apte à bien remplir ses fonctions.

L'oxyde de fer, le sous-carbonate

stances végétales, elle a lieu par le mélange du fer et des astringents qu'elles contiennent.

D'après cette théorie, il est évident que le fer n'a pas d'action sur le foie quand il y a ictère, car la coloration des matières fécales qu'il occasionne est le résultat de son affinité avec l'oxygène ou le tannin. Aussi je m'abstiens de donner du fer en cas d'apertrophie du foie. Je remplace ce remède par un autre que je mentionnerai dans un travail *ex professo*, qui ratatine le foie comme par enchantement, en même temps qu'il lui fait sécréter de la bile.

de fer, le tartrate de potasse et de fer, le protochlorure de fer, le lactate de fer se trouvent également dans la pharmacie. Cependant c'est le lactate de fer qui est le plus en vogue aujourd'hui. La raison qu'on en donne, c'est que ce principe *a plus d'affinité avec le sang* que les autres. Je ne partage pas cette opinion, qui n'a pu être accréditée que par ceux qui ignorent que le sang est le résultat d'une action de la huitième paire des nerfs dans le poumon.

Le vin chalybé, ainsi que la limaille de fer, etc., etc., produisent aussi sur le système nerveux de prodigieux effets salutaires, et c'est vraiment sans motif plausible que l'on prônerait plutôt une de ces préparations que l'autre.

Il y a seulement à faire remarquer que les diverses préparations de fer peuvent rencontrer une différence d'action dans les dispositions des malades auxquels on les a administrées.

———

FAITS PRATIQUES

DE GUÉRISON DU CANCER DE LA MATRICE

PAR LA CIGUE, L'IODE ET LE FER.

PREMIÈRE OBSERVATION.

Madame L. V., âgée de vingt-huit ans, de tempérament sanguin, née de parents scrofuleux , mère de trois enfants, affectée dès son enfance de constipation et de flueurs blanches, a depuis deux ans un cancer au col de la matrice.

En vain cinq de nos célébrités médicales lui ont successivement donné leurs soins. Le mal a toujours progressé entre leurs mains, et la malade éprouve aujourd'hui des douleurs atroces suivies d'insomnies continuelles. Ses digestions sont très-laborieuses. Elle maigrit à vue d'œil, et depuis longtemps elle est condamnée par les médecins.

Dans cet état désespéré, elle en appelle aux remèdes des bonnes femmes. Une magnétiseuse est même demandée, puis des homœopathes; mais, comme on le pense bien, tous échouent tour à tour.

Je suis appelé.

Je commence par observer attentivement la malade, et il m'est facile de reconnaître qu'elle a le plus grand besoin de dormir, car depuis longtemps le sommeil approche en vain de ses paupières. Ses yeux offrent tant de fatigue et de trouble, qu'au premier aspect on la prendrait pour une insensée.

Je fais usage de quelques gouttes d'huile essentielle de moutarde sur l'hypogastre, et dès que la destruction de l'épiderme est ainsi opérée, j'applique sur le tissu découvert un sel d'opium (hydrochlorate de morphine). Je panse ensuite la plaie avec un morceau de sparadrap, et le repos ne tarde pas à gagner la malade. Un sommeil paisible et une bonne nuit s'ensuivent.

Je fais la même chose les deux jours suivants, et mes soins sont couronnés du même succès.

Le quatrième jour je prescris le vin chalybé à prendre le matin à huit heures, pendant trois jours consécutifs.

Madame L. V., après ce temps, se sent plus forte qu'auparavant. Son pouls est doué de plus d'énergie et sa physionomie est sensiblement plus animée.

Alors je fais prendre de l'extrait de ciguë soir et matin, en augmentant la dose pendant quelques jours seulement. La malade est ainsi mise à l'usage de ce médicament pendant un mois.

Dès le début du traitement, et de temps en temps, je cautérise le cancer à l'aide du nitrate acide de mercure, afin d'arrêter les progrès qu'il pourrait faire.

Au bout d'un mois, je cesse la cautérisation, mais je continue l'emploi de la ciguë, et en même temps je fais usage sur le cancer d'acide tannique en poudre.

Je suis ce mode de traitement pendant quarante jours environ.

Après cet intervalle la malade avoue un mieux notable, et sa confiance en mes soins augmente à mesure qu'elle espère atteindre à la guérison de son mal.

De temps à autre je lui fais prendre, le matin en se levant, une tasse de camomille. J'y joins quelques cuillerées de vin chalybé, mais sans discontinuer l'emploi de la ciguë.

Enfin, arrivé au point où la malade confesse qu'elle ne souffre plus, et après m'être assuré que la partie rongée du cancer prend de plus en plus un aspect satisfaisant, je cesse graduellement l'usage de la ciguë, et au bout de quinze jours je n'en donne plus.

Je soumets pendant huit jours la malade à l'action seule et locale du tannin.

J'ordonne alors de prendre tous les soirs, pendant un mois, une tisane d'iodure de potassium avec salsepareille.

Passé ce temps, madame L. V. s'est trouvée ainsi guérie d'un cancer réputé incurable par un arrêt de l'élite des praticiens de la capitale.

Mais ce n'est ni la première ni la

dernière fois, je l'espère du moins, qu'on me verra casser de semblables arrêts.

DEUXIÈME OBSERVATION.

Madame H. X., rentière, âgée de trente-neuf ans, de tempérament bilieux, née de parents sains, mais sujette dès son enfance aux flueurs blanches et à la constipation. Cette dame est mère de trois enfants et a eu deux fausses couches. Affligée d'un cancer au sein, elle en a été opérée. A peine guérie de celui-ci, un autre est venu affecter le col de la matrice.

Madame **H. X.** épuise toutes les ressources de la science. Plusieurs médecins lui donnent tour à tour sans succès leurs soins, et tous la quittent en lui laissant la cruelle conviction que la médecine est impuissante pour arrêter les progrès du mal.

Cette dame a beaucoup souffert, parce que les praticiens qui l'ont soignée n'ont pu la soulager par l'action des médicaments, et que, par conséquent, il leur fallait incessamment recourir à la cautérisation.

Je suis appelé à tout événement, car madame **H. X.** a cessé de croire à autre chose qu'à une mort prochaine.

Sous l'influence de cette funeste disposition d'esprit, je la trouve pâle, décomposée, et d'une maigreur extrême. Depuis longtemps elle ne quitte plus le lit ; les moindres mouvements la font souffrir, l'irritent, et certaines positions lui font éprouver .de très-vives douleurs à la partie malade.

Je commence par la questionner sur les médicaments employés avant mon arrivée.

« L'iode, me répond-elle, ne m'a été donné que pendant trois jours, parce que la teinture me dégoûtait. La ciguë aussi m'a répugné et a été abandonnée presque aussitôt qu'on m'en avait prescrit l'usage. Quant au fer, j'en ai pris pendant un mois, mais sans être soulagée. »

Une fois renseigné par la malade, je commence par administrer soir et matin de l'iodure de potassium en pilules.

Ensuite j'examine le cancer et je le cautérise, tantôt par le nitrate d'argent, et tantôt par le nitrate acide de mercure, toutes les fois que je crois que cette opération est utile.

De temps en temps je fais prendre à la malade une tasse de camomille.

Je continue de la sorte pendant un mois environ.

Au bout de ce temps, l'exhalation

de la matrice est beaucoup moins puante. Le cancer a déjà changé de physionomie. La plaie en est moins carcinomateuse, et la malade est sensiblement soulagée.

Je continue le même traitement, mais en y ajoutant par intervalles de quelques jours une injection d'acide tannique dans le vagin.

Madame H. X. va de mieux en mieux; ses idées de mort font enfin place à des espérances de guérison. En effet, dans l'espace de quelques mois, je rends la santé à la malade.

J'ajouterai même, pour montrer l'efficacité de ma méthode, que, vers les derniers temps de la cure de cette dame, je dus faire un voyage en Angleterre, et qu'elle acheva de se guérir sans mes soins, mais seulement en suivant mes prescriptions.

TROISIÈME OBSERVATION.

Mademoiselle E. R., âgée de vingt-trois ans, née de parents sains, de tempérament nerveux, est sujette aux flueurs blanches et à la constipation depuis l'âge de six ans.

A la suite d'un écoulement rouge et blanc très-violent, cette jeune personne a perdu l'hymen à sa huitième année.

Vers l'âge de dix-sept ans, elle est affectée d'un cancer à la matrice.

Un médecin est appelé. Il propose l'opération. Cette jeune fille ne veut pas s'y soumettre.

D'autres praticiens sont consultés, mais leurs soins n'aboutissent à aucun résultat.

On a recours à moi.

Je trouve la malade couchée, toute défaite et souffrante. On dirait que la vie chez elle ne tient plus qu'à un fil prêt à se rompre.

Je fais immédiatement usage du traitement décrit dans mes deux premières observations, et, dans moins de quatre mois, mademoiselle E. R.

est radicalement guérie de sa maladie, réputée incurable avant mes
soins.

Si je ne craignais de tomber dans
des redites inutiles, je pourrais rap-
porter encore deux autres cas de guérison de malades dont tous les médecins avaient désespéré.

Ainsi, toutes les fois qu'on aura
recours à mon traitement, et qu'on
l'emploiera avec sagacité, on réussira
aussi bien que moi et toujours, à
moins que la matrice elle-même ne
se trouve déjà désorganisée par l'affection cancéreuse.

Les succès que j'obtiens ainsi à
l'aide de la ciguë, de l'iode et du fer,

s'expliquent et se conçoivent très-ai-
sément. Il suffit, en effet, pour s'en
rendre un compte exact, de se rappeler que le cancer est le produit
d'une altération du sang provenant
de l'inaccomplissement des fonctions
normales de la huitième paire; ce
qui veut dire, en d'autres termes, que
le principe du mal gît dans le système nerveux. Or, l'action des médicaments que je viens d'indiquer
portant directement sur ce système
nerveux, elle le modifie, le guérit, et
par suite l'altération du sang et
le cancer lui-même.

———◆◆◆———

DES PERTES DE SANG

ou

DE L'HÉMORRHAGIE DE LA MATRICE.

———

Jusqu'ici l'on a beaucoup discuté pour savoir à quels signes on peut distinguer l'hémorrhagie de la matrice d'avec les menstrues. A cet égard, rien n'était pourtant plus facile que de tomber d'accord. En effet, il suffisait d'observer, pour être fixé, que les menstrues n'altèrent en rien l'état moral et physique de la femme, tandis que l'hémorrhagie utérine signale toujours sa présence par un trouble qui se manifeste à la fois sur l'esprit, le pouls, et sur toutes les autres parties de la malade.

La discussion ne s'est pas bornée aux caractères distinctifs des menstrues et de l'hémorrhagie de la matrice ; on l'a encore étendue à diverses catégories de cette perte utérine. C'est ainsi que l'on est parvenu à établir qu'il y a des hémorrhagies particulières aux jeunes filles, aux adultes et aux femmes enceintes.

Cette discussion n'a pas mieux réussi que la première pour jeter quelque jour favorable sur la question.

Cependant, en raisonnant quelque peu, on devait être amené à reconnaître qu'en toutes circonstances les hémorrhagies de la matrice sont le produit d'une altération des vaisseaux sanguins de cet organe, et que, par conséquent, c'est toujours une seule et même maladie.

Ceci établi, il ne restait plus qu'à chercher, dans l'analyse des symptômes de la métrorrhagie, la cause interne qui engendre cette altération des vaisseaux sanguins, et qu'à indiquer après quels sont les remèdes les plus efficaces pour la guérir.

——

Quand la femme est atteinte d'hé-morrhagie, le museau de tanche et le vagin sont plus chauds que de coutume. Le col de l'utérus est quelquefois douloureux et presque toujours tuméfié. Il y a faiblesse par tout le corps. Le pouls est lent, le teint pâle; les yeux sont ternes; les cuisses, les lèvres et surtout les bras sont froids. Il y a des nausées, des bâillements, des tiraillements et des convulsions. Le sang est tantôt rouge, tantôt noir, et tantôt parsemé de points blanchâtres.

Plus la perte est grande, plus le sang abonde en sérosité. La malade présente ensuite des pertes blanches, et la mort ne se fait pas longtemps attendre.

A la dissection, l'utérus n'offre pas souvent de lésion apparente. Quelquefois la muqueuse qui le recouvre est partiellement détruite. Souvent aussi on y rencontre de gros polypes.

Le reste du cadavre ne présente de remarquable qu'une exhalation séreuse dans les plèvres et dans le péritoine.

De toutes les maladies, l'hémorrhagie de la matrice est peut-être celle qui offre les symptômes les plus faciles à expliquer.

En effet, à l'aide de quelques notions physiologiques, on doit concevoir aisément que le col de l'utérus et le vagin doivent être plus chauds que de coutume; car alors le sang, en s'y portant abondamment, y fait affluer par conséquent la chaleur en abondance.

On doit concevoir non moins aisément que la sortie continue du sang par le col de la matrice doit finir par imbiber les parties de cet organe avec la sérosité qu'il charrie, et par là amener le gonflement du col.

Le pouls de la malade est lent, parce que les artères ont moins de sang à charrier que dans l'état normal.

Le sang varie d'épaisseur et de couleur, parce qu'à mesure qu'il diminue par la perte, il devient moins plastique. Aussi, c'est à l'absence progressive de plasticité qu'il faut attribuer l'exhalation séreuse et muqueuse qui survient, exhalation qui s'opère par la transsudation des membranes muqueuses et séreuses devenues flasques et érosées faute de rentrer dans le sang tous les principes qui les alimentent dans l'état normal.

C'est aussi l'absence plus ou moins grande du sang qui produit l'altération des yeux, et cause le froid aux lèvres, aux cuisses, etc., etc.

La femme qui succombe à la suite d'hémorrhagie de la matrice meurt comme est mort Sénèque, par l'épuisement du sang.

Peut-être cette explication des symptômes de la métrorrhagie n'est-elle pas de nature à satisfaire tout le monde. Cependant, telle qu'elle est, il est incontestable qu'elle pourra servir utilement le praticien lorsqu'il aura l'occasion de se trouver en face de cette maladie.

Maintenant que l'on n'ignore plus quels sont les caractères qui permettent de distinguer sans peine une perte utérine d'avec les menstrues ; maintenant que l'on sait que cette perte provient d'une altération des parois sanguines de la matrice, il ne s'agit plus que de démontrer que la lésion de ces parois a pour source une altération quelconque du système nerveux.

Pour se convaincre de ce fait, il suffit de se dire : Un accès de frayeur, de colère, de jalousie, ou toute autre

commotion morale font indistinctement éclater l'hémorrhagie de la matrice. Or, ces diverses affections ne
pouvant se manifester que sous l'empire du système nerveux, il demeure
bien établi que l'altération des vaisseaux sanguins de l'utérus, à moins
d'accidents provenant de l'extérieur,
est toujours précédée d'une altération nerveuse.

Cette altération nerveuse exerce
immédiatement une action plus ou
moins violente sur le sang, action qui
va dilater les pores du système vasculaire de la matrice, qui devant
périodiquement livrer passage aux
menstrues, offre moins de résistance

à la dilatation, que les autres pores des vaisseaux sanguins. Dès lors le sang s'échappe avec impétuosité de ces pores ainsi dilatés, et la métrorrhagie a lieu.

Tel est sans doute ce qu'il y a de plus essentiel à dire et à connaître relativement à l'hémorrhagie de la matrice. S'il en est ainsi, c'est alors le cas de s'occuper des médicaments qui conviennent à la cure de cette maladie.

Ces médicaments sont :

Les narcotiques;

La digitale;

Les pilules d'acide tannique;

Et l'huile de croton.

DES NARCOTIQUES.

Les narcotiques sont des substances qui provoquent et amènent le sommeil.

On croit assez généralement que les narcotiques produisent le sommeil, parce qu'ils compriment le cerveau.

Cette opinion n'est qu'une séduisante erreur ; car si on enlève le cerveau d'un animal, et qu'ensuite on lui administre un narcotique, le sommeil survient immédiatement (1).

(1) Je dois dire ici, mais seulement pour les personnes qui n'ont pas de notions de physiologie

Ces substances déterminent le sommeil parce qu'elles ont une action sur la moelle allongée.

En effet, si sur cette partie d'un animal auquel on a préalablement enlevé le cerveau, on pose quelques gouttes de dissolution alcoolique de morphine, le sommeil survient encore.

Mais comment se fait-il alors, dira-t-on peut-être, que toutes les fois que l'on comprime le cerveau avec la main on fait naître le sommeil?

Cela a lieu parce qu'il est impos-

expérimentale, que le lapin, le pigeon, etc., peuvent vivre plus de vingt-quatre heures après l'ablation du cerveau.

sible de comprimer le cerveau avec la main sans que cette compression ne s'étende jusqu'à la moelle allongée.

Ce fait est anatomique, et il ne faut, pour en vérifier l'exactitude, que se rendre compte des rapports qui existent entre le cerveau et la moelle allongée.

Les narcotiques sont tous tirés du règne végétal, et c'est en général l'opium qui en forme la base.

L'analyse attentive de l'opium y a fait découvrir la morphine, la codéine et diverses autres substances également narcotiques (1).

Ces substances, aussi bien que l'opium lui-même, agissent toutes plus ou moins par la méthode endermique; mais c'est la morphine qui jouit au plus haut degré de cette heureuse propriété.

L'opium, la morphine, la codéine, etc., sont solubles dans le suc gastrique.

Ils sont absorbés et charriés par les veines jusque dans la moelle allongée où ils provoquent le sommeil.

(1) Voir, pour plus de détails, les précieux travaux sur l'opium de MM. Desrones, Pelletier, Robiquet, Magendie, etc.

On administre l'opium d'un quart de grain à deux grains;

La morphine et la codéine, d'un huitième de grain à deux grains.

DES PILULES D'ACIDE TANNIQUE.

Les pilules astringentes d'acide tannique se dissolvent dans le suc gastrique, et le tannin qu'elles renferment, après avoir été absorbé et charrié par les veines jusque dans la matrice, resserre les tissus du système vasculaire de cet organe, et met, par cette raison, un terme à l'hémorrhagie.

DE LA DIGITALE.

La digitale est une plante bisannuelle, indigène, qui fleurit dans les mois de juin et de juillet. Elle se cultive aisément dans les vases de nos jardins.

Employée depuis longtemps dans la médecine, la digitale a été l'objet de bien des discussions. Les uns ont admis à son égard ce que les autres ont nié.

Enfin on est aujourd'hui à peu près d'accord que la digitale bien administrée diminue sensiblement les battements du cœur.

Les feuilles desséchées de la digitale pourprée absorbent facilement l'humidité de l'air qui les environne. Cette absorption, selon qu'elle est plus ou moins considérable, paralyse plus ou moins l'action de ce médicament.

Ainsi ce n'est qu'avec la conviction que les feuilles que l'on emploie sont parfaitement sèches que l'on doit raisonnablement s'attendre à leur voir produire tout l'effet qu'on en attend.

C'est sans doute parce qu'il a échappé à quelques praticiens de s'assurer si la pharmacie leur avait fourni de la digitale convenable, qu'ils ont été quelquefois témoins de l'inefficacité de son emploi.

Les extraits, soit aqueux, soit alcooliques, de digitale sont des préparations dont la nature varie parce qu'on les obtient également à chaud et à froid.

Toutefois les préparations obtenues à froid subissent moins de différences de température que celles obtenues à chaud.

La digitale est digérée dans le ventricule comme le bol alimentaire, avec la différence que celui-ci forme le chyle, tandis que la digitale fournit une *substance* qui pénètre dans les veines et qui est charriée dans l'axe cérébro-spinal, d'où elle va exercer son action sur les mouvements du cœur.

Cette substance que contient la digitale, selon M. Auguste Leroyer, pharmacien à Genève, serait la digitaline.

Mais cette opinion, eu égard à d'autres analyses, est loin d'être assez fondée pour qu'on doive l'accueillir quant à présent.

On fait de la digitale :

Une infusion,

Un extrait,

Des lotions,

Et des pilules.

HUILE DE CROTON.

L'huile de croton est un médicament auquel on ne doit recourir qu'autant que le sang reste stagnant dans la matrice par suite de perte intro-utérine.

Quelques gouttes de cette huile éxcitent d'une manière plus ou moins forte le mouvement vermiculaire et les contractions des muscles abdominaux.

Ce mouvement et ces contractions vont comprimer à différentes reprises les parois de la matrice et forcer le sang à se frayer un passage par le museau de tanche.

DE LA SAIGNÉE.

Indépendamment des médicaments qui conviennent au traitement de la métrorrhagie, la saignée est aussi indiquée comme pouvant concourir efficacement à sa guérison.

Il est inutile de dire comment se pratique cette opération, par la raison qu'elle est à la connaissance de tout le monde.

Mais il est bon de dire qu'on ne doit recourir à la saignée qu'autant que le cœur exerce son influence jusqu'à la veine que l'on veut piquer.

Autrement le sang ne jaillirait pas.

Cela est si vrai, que des praticiens d'un grand renom, faute d'être pénétrés de ce précepte, s'obstinèrent inutilement, dans le temps du choléra, à demander du sang aux malades en état de cyanose.

L'effet *le plus immédiat* de la saignée n'est pas de diminuer le volume du sang, comme on le croit assez généralement, mais de le rendre moins plastique, ou plus liquide si l'on veut.

Il résulte donc de la présence du même volume de sang dans les artères que le pouls ne diminue pas *dans les premiers instants de la saignée.*

Si la diminution du pouls survient peu de temps après, c'est parce
que la sérosité qui est venue immédiatement remplacer le volume de
sang sorti de la piqûre de la veine
s'absorbe ou s'exhale par la porosité
du système vasculaire.

Ainsi, après la saignée, le système
général de la circulation se déprime
plus ou moins, et les organes doués
de mouvements alternatifs, tels que
le cerveau, le poumon, les intestins,
exécutent avec beaucoup plus de facilité leurs fonctions normales.

Il n'est pas indifférent d'observer l'état de la température quand on est appelé à traiter une hémorrhagie de la matrice. S'il est froid, il devient un puissant auxiliaire, car alors il resserre les pores des tissus extérieurs, et par là il permet aux médicaments d'être plus efficaces que lorsque les pores sont dilatés par la chaleur.

On verra d'ailleurs, dans les faits pratiques qui vont suivre, combien il est aisé au praticien de modifier les conditions de température auxquelles les malades peuvent se trouver exposés.

FAITS PRATIQUES

DE GUÉRISON D'HÉMORRHAGIE DE LA MATRICE

au moyen des narcotiques,

DES PILULES D'ACIDE TANNIQUE, DE LA DIGITALE,
DES PURGATIFS, DE LA SAIGNÉE, ETC.

PREMIÈRE OBSERVATION.

Madame V. N., âgée de vingt-quatre ans, rentière, de tempérament sanguin, mère de deux enfants, est affectée d'hémorrhagie de la matrice.

La cause occasionnelle de cette maladie est une chute de cheval.

Je trouve la malade affaiblie et

d'une grande pâleur. Elle est sans appétit, et son pouls est très-lent.

Aussitôt je pratique une saignée au bras gauche. La piqûre n'est bandée qu'après que j'ai tiré deux palettes de sang.

Quelques instants après, je trouve le pouls plus lent qu'il ne l'était, et dès le lendemain la malade présente du mieux.

Je prescris une pilule, composée d'un quart de grain de morphine et d'un quart de grain d'acide tannique, à prendre le soir en se couchant.

La malade est beaucoup mieux le surlendemain.

Je mets ensuite madame V. N. à la diète et au repos absolu. J'interdis le feu de cheminée dans sa chambre, malgré le grand froid de la saison.

Dans l'espace d'une huitaine de jours la malade a été ainsi entièrement guérie de son hémorrhagie.

Cette cure est des plus compréhensibles, et voici comment elle s'est opérée :

La saignée a diminué la masse du sang, et cette diminution s'est fait sentir jusque dans la matrice. Par conséquent, la perte rouge a dû perdre immédiatement de son intensité.

D'un autre côté, la saignée, en diminuant le volume du sang, a ralenti les battements du cœur; par conséquent la force d'impulsion qu'ils exerçaient sur la matrice a été ralentie aussi, et l'hémorrhagie a dû diminuer.

La morphine, contenue dans la pilule ordonnée, a procuré un sommeil dont l'influence salutaire s'est aussi étendue jusqu'au siége du mal.

Le tannin contenu dans la même pilule est allé, par le moyen des voies circulatoires, resserrer les pores des vaisseaux sanguins de l'organe malade, et mettre ainsi un terme à la sortie anormale du sang.

DEUXIÈME OBSERVATION.

Madame P. S., âgée de vingt-huit ans, de constitution pléthorique, mère de cinq enfants, est atteinte, au mois de juillet 1835, de métrorrhagie à la suite de ses règles.

Un médecin distingué a été appelé. Il a tamponné la malade, mais sans succès.

Appelé en second lieu, je débute par la saignée, qui ne soulage pas la malade.

Je prescris ensuite la morphine et

des pilules astringentes d'acide tannique.

Le lendemain je ne trouve aucune amélioration apparente de santé; tout le monde commence alors à désespérer de mes forces et des jours de la malade.

Seul, je ne désespère pas de triompher de l'hémorrhagie.

Après m'être recueilli un instant, je prie les parents de me laisser seul. Tout le monde s'éloigne en effet. Je fais aussitôt fermer les croisées pour empêcher tout passage à la chaleur extérieure, et je couche la malade sur un simple drap de lit étendu sur le carreau de la chambre.

Je fais prendre à madame P. S. une pilule de digitale, et en même temps je pose des masses de glace tout proche des régions du bas-ventre.

Deux heures après cette pratique raisonnée, l'hémorrhagie a cessé à peu de chose près.

Au bout de quatre heures je fais enlever une partie de la glace, et deux heures plus tard je la retire entière-ment.

La malade est ensuite couchée sur un matelas jeté sur le carreau. Elle conserve cette position pendant trois jours. Chaque soir je lui donne une pilule de digitale. Après ce temps madame P. S. est parfaitement guérie.

Ainsi qu'on vient de le voir, une température élevée, en élargissant, outre mesure, les pores des organes, peut empêcher la saignée, aussi bien que la morphine et l'acide tannique, d'être efficaces contre les pertes rouges.

Ce sont donc la glace et la digitale qui ont amené la guérison, l'une en venant resserrer les pores des tissus de la malade, l'autre en faisant faiblir les pulsations du cœur.

TROISIÈME OBSERVATION.

Madame B. de L., âgée de vingt-cinq ans, de tempérament sanguin, par suite d'affections morales, ne voit plus régulièrement.

Ses règles n'apparaissent jamais maintenant sans que des douleurs se manifestent à la matrice, qui augmente plus ou moins de volume.

Madame B. appelle une de nos célébrités, qui la trouve avec des douleurs très-vives à la matrice. La malade ne se lève plus.

Il commence par prescrire des lavements froids avec un peu de laudanum et des frictions de mercure à la région de l'utérus.

Rien d'efficace ne résulte de ces prescriptions; au contraire, madame B. salive beaucoup et s'en plaint.

Le mercure est alors abandonné et remplacé par des frictions de pommade d'hydriodate de potasse iodurée, mais sans succès.

Je suis appelé.

On me raconte ce qui a été fait, et sur la demande de l'idée qu'avait de cette maladie mon confrère, madame B. de L. me répond que c'est contre une tumeur de la matrice que ce dernier a dirigé ses remèdes.

Je reconnais aussitôt l'erreur, et je commence un nouveau traitement par une saignée.

Je prescris du repos et un bon régime.

Je répète la saignée tous les deux ou trois jours, et, au bout d'environ trois mois, madame B. n'éprouve plus de douleurs et se trouve très-bien guérie.

———

La maladie de madame B. n'était autre qu'une hémorrhagie intro-utérine.

S'il a suffi de la saignée pour la guérir, c'est parce que cette opération répétée rendait le sang moins plastique, de sorte que l'abondance de sérosité qui s'en exhalait dissolvait peu à peu la masse du sang coagulé dans la matrice. Une fois rendu à l'état liquide, ce sang a opéré sa sortie par le museau de tanche.

QUATRIÈME OBSERVATION.

Madame D. C., âgée de vingt-deux ans, de tempérament sanguin, est souffrante de métrorrhagie.

Les douleurs à la matrice sont vives, et le volume de cet organe est plus gros que de coutume.

Appelé à donner mes soins à madame D. C., je prescris immédiatement de la morphine pour calmer les douleurs. J'échoue, et cela me fait aussitôt supposer que la métrorrhagie est intro-utérine.

Dans cette persuasion, je fais prendre trois ou quatre fois de l'huile de croton, et j'obtiens de la sorte une complète guérison.

———

Chez cette malade, la guérison s'est accomplie par l'effet des efforts excités par le drastique pour amener l'excrétion fécale. Ces efforts ont comprimé de haut en bas la matrice et forcé le sang qu'elle contenait à sortir par le museau de tanche.

DES

FLUEURS BLANCHES.

—

On appelle flueurs blanches, ou pertes blanches, des sécrétions glaireuses varicolores qui se présentent plus ou moins abondamment dans le vagin.

On prétend depuis quelque temps que les flueurs blanches sont contagieuses par suite de l'abus du coït, et qu'ainsi on les a vues donner naissance à la gonorrhée.

Mais, fort heureusement pour le repos des familles, cette opinion a obtenu beaucoup plus de crédit qu'elle n'en mérite en réalité.

Les pertes blanches ou flueurs blanches ne respectent aucun âge. Les petites filles, les adultes et les femmes mariées y sont également sujettes.

Ces pertes sont en effet si communes, surtout à Paris, qu'il est permis de croire que, dans cette grande cité, au moins les trois quarts des femmes en sont atteintes.

On pense généralement dans le

monde que les pertes blanches ne constituent pas une maladie; mais malheureusement il n'en est pas ainsi, car la femme qui en est affectée est loin de pouvoir se livrer impunément à toutes sortes d'exercices, comme le fait celle qui en est exempte.

La présence des flueurs blanches se manifeste par des tiraillements d'estomac, par de la pâleur, de la faiblesse, un sentiment insatiable de faim, une grande inégalité de caractère, etc. , etc.

L'examen attentif de la matière qui s'échappe du vagin fait connaître qu'elle renferme certains éléments du sang.

C'est ce qui donne lieu de penser que la source de cette maladie réside dans une altération du sang, provenant elle-même d'une altération nerveuse ; car, comme il a été dit en parlant du cancer, toute altération du sang est l'indice certain d'une lésion nerveuse.

Dès que le sang est ainsi altéré, il cesse d'apporter à la membrane muqueuse génitale des atomes en rapport avec sa porosité, de sorte que cette membrane s'altère peu à peu, arrive à un état de flaccidité tel, qu'il livre passage à des molécules d'un liquide anormal qui constitue les flueurs blanches.

Maintenant qu'on vient de voir que les pertes blanches forment une maladie qui se lie à une lésion du système nerveux, on ne doit pas s'étonner que cette maladie soit plus commune à Paris qu'ailleurs. En effet, dans la capitale les femmes sont sans cesse exposées à l'influence de causes morales de toute espèce qui irritent, fatiguent sans relâche leur système nerveux et finissent par l'altérer.

Il est sans doute inutile de parler de la cause qui développe cette maladie chez les enfants ou jeunes filles, par la raison que tout le monde sait que cette cause est congéniale.

Chez les jeunes personnes, la cause principale du développement des flueurs blanches consiste dans la contention d'esprit, pour ainsi dire, incessante qu'on leur impose dès leur bas âge. On veut à toute force qu'elles atteignent de bonne heure à une foule de connaissances dont la plupart sont d'emprunt, mais qui, selon l'opinion du monde, doivent les rendre plus agréables et plus dignes des souhaits légitimes de l'homme.

Par là leur cerveau est condamné à une activité prodigieuse qui altère les fonctions de la digestion. Il s'ensuit de la constipation. De sorte que les violents efforts qu'elles ne peuvent s'empêcher de faire quand la nature les invite à la garde-robe contribuent souvent au développement des flueurs blanches.

CURE

DES

FLUEURS BLANCHES.

———

Ainsi qu'on a dû le remarquer, il demeure suffisamment établi que les flueurs blanches décèlent une altération du sang engendrée par une affection nerveuse. Dès lors les médicaments à employer pour guérir cette maladie doivent être principalement dirigés sur le système nerveux.

Ces médicaments sont :

Les purgatifs ;
Les injections de plomb et de tannin ;
Et les caustiques.

On ne doit toutefois avoir recours aux caustiques que lorsque la perte blanche est trop intense, et qu'il y a des érosions particulières à la membrane génitale.

DES PURGATIFS.

Les purgatifs sont des substances dont on se sert pour déterminer l'excrétion fécale.

Dans ces derniers temps, la question de savoir comment les purgatifs déterminent l'excrétion fécale a été vivement agitée, et la diversité d'opinions a été grande.

Aujourd'hui on commence néanmoins à s'entendre.

On convient généralement que les purgatifs amènent la défécation parce qu'ils irritent la muqueuse gastro-entérique.

C'est en vertu de cette théorie que les purgatifs sont souvent employés comme révulsifs, etc.

Or chacun sait que le mot *irritation* est, depuis quelque temps, l'équivalent d'*inflammation*.

Ainsi, selon les auteurs, il resterait constaté que l'action des purgatifs sur les intestins est *inflammatoire.*

. Il n'en est cependant rien. En effet l'erreur se reconnaît dès que l'on s'est assuré que la coloration en rouge, que présentent les intestins d'un animal qui vient d'être soumis aux purgatifs, est le résultat de l'absorption de l'oxygène atmosphérique par le sang veineux, et non pas d'un état inflammatoire.

On obtient la preuve que cette coloration ne provient pas d'une irritation en soumettant à l'action de l'air les intestins d'un animal qui n'a pas été purgé, car alors leur coloration ne tarde pas à se manifester également.

On obtient encore cette preuve en prenant les intestins d'un animal purgé, et en les plongeant, aussitôt leur sortie de l'abdomen, dans un vase d'azote fermé hermétiquement ; car, dans ce cas, on ne voit pas survenir la coloration.

Maintenant, il est si facile de comprendre que les purgatifs ne détachent pas des parois des intestins ou des bosselures du colon les matières fécales qui y sont plus ou moins adhérentes par l'effet d'une irritation ou inflammation, qu'il serait superflu de pousser plus loin la discussion à cet égard.

Ce qu'il y a de vrai au sujet des purgatifs, c'est qu'ils possèdent des propriétés qui leur permettent de faire naître avec plus ou moins d'activité une sécrétion plus ou moins abondante dans les intestins, et principalement dans la muqueuse gastro-entérique. Cette sécrétion ramollit les matières fécales, les détache des parois des bosselures du colon, provoque le mouvement vermiculaire et les contractions des muscles abdominaux, et finit par amener à diverses reprises l'expulsion des excréments.

Les effets des purgatifs ne se bornent pas seulement à dégager les voies intestinales et à y rétablir l'ordre ; leur action s'étend aussi sur le cerveau, le poumon, etc. En effet, l'accumulation démesurée des matières fécales dans l'abdomen comprime le diaphragme et le rachis. De cette compression il résulte, d'une part, que les mouvements respiratoires sont plus ou moins gênés, et, d'autre part, que les mouvements du cerveau sont altérés par une exhalation plus ou moins abondante du fluide céphalo-spinal. De sorte qu'aussitôt qu'on a obtenu l'évacuation des matières fécales, le cerveau et le poumon, ainsi que la rate et le foie qui étaient aussi comprimés. exercent avec plus de facilité leurs mouvements, qui peu à peu redeviennent normaux.

DES INJECTIONS ASTRINGENTES DE PLOMB ET DE TANNIN.

Il serait superflu de dire ici quels sont les résultats qu'on obtient à l'aide de ces injections, puisqu'il en a été fait suffisamment mention, pages 25 et 35.

Mais il n'est pas inutile d'appeler l'attention des praticiens sur les effets qui peuvent résulter des injections de plomb quand elles sont plus

ou moins répétées sur certains organes. Dans ce cas, ces effets peuvent
cesser d'être salutaires et devenir au
contraire très-dangereux.

L'exemple de ce qui m'est arrivé
à ce sujet et que je vais citer suffira,
je l'espère du moins, pour en donner
une preuve irrécusable.

Voici ce que c'est :

Il y a quelques années j'ai été appelé par madame C. pour donner
des soins à son fils malade de scrofules qui se manifestaient par cinq
ulcères.

Ce jeune homme, âgé de vingt-
cinq à vingt-six ans, était en proie à
des douleurs telles qu'on s'atten

dait d'un instant à l'autre à le voir succomber.

C'est dans ces circonstances que je suis introduit auprès de lui. Il me présente le bras gauche qui porte les cinq ulcères à sa partie intérieure. L'un occupe la saignée, deux sont au-dessous sur l'avant-bras, et les deux autres au‑dessus sur le bras. Ils sont distants les uns des autres d'environ deux pouces plus ou moins.

J'examine les plaies et trouve chacune d'elles comme hermétiquement bouchée par une grosse mèche de charpie. Il ne m'en faut pas davantage pour comprendre que ce mode

de traitement, c'est-à-dire la présence de ces mèches dans les ulcères
dont la profondeur s'étend jusqu'au
nerf brachial, est l'unique cause
qui fait tant souffrir M. C. Dès lors
je procède à l'extraction de ces corps
étrangers tenus immobiles par la forte
compression dont s'est servi le praticien distingué qui a donné ses soins
jusqu'à mon arrivée. Ensuite j'administre la morphine par la méthode
endermique, afin de procurer immédiatement du repos au malade, qui
n'en a pas goûté depuis longtemps.

Le sommeil une fois survenu, j'interroge les personnes qui m'environ-
nent sur ce qui a été déjà fait, sur

l'époque du développement de la
maladie, etc. Renseigné à ce sujet,
je tranquillise l'esprit de la famille C.
Les assurances que je donne qu'il n'y
a plus de danger de mort suspendent
l'anxiété qui se peint sur tous les
visages, et mettent un terme aux lar-
mes des parents du malade.

On m'apprend que celui-ci est
affecté de scrofules depuis son enfance, mais que pendant près de
vingt ans les ulcères ont eu leur
siége à la cuisse et à la jambe gauche,
et qu'ils n'ont passé au bras du même
côté qu'à la suite d'une malencon-
treuse saignée qui y a été pratiquée.
On m'apprend aussi que le ma-

lade n'avait, pour ainsi dire, jamais cessé de recevoir les soins de la médecine; que tour à tour les plus célèbres praticiens avaient été mandés, mais sans succès ; que le dernier appelé s'était imaginé qu'en interceptant le passage du pus, en comblant les plaies dans toute leur profondeur et en tenant le bras fortement comprimé, il se rendrait aisément maître de la maladie; qu'enfin ce traitement, dans l'espace de quelques jours, avait mis ce jeune homme dans l'état où je le voyais.

Bref, le lendemain et les jours suivants, j'administre l'iode à l'intérieur et laisse les plaies libres. J'obtiens ainsi en quelques jours de très-heureux résultats. Le malade ne souffre pour ainsi dire plus; ses nuits sont bonnes et les ulcères eux-mêmes offrent un aspect plus satisfaisant. Le pus scrofuleux, qui était du volume de deux onces environ par jour au début de mon traitement, diminue sensiblement, et, en moins de trois mois, il ne coule plus.

Cependant les plaies sont encore béantes. Je cherche alors à en réunir les parois par des injections astringentes. Le plomb en liquide obtient la préférence. J'en injecte avec une entière confiance, parce que les livres actuels de matière médicale *m'ont laissé dans une complète ignorance que ce liquide, injecté sur des plaies vives, à même dose qu'on l'ingère, peut donner lieu à de fâcheux résultats.*

En effet, au bout de quelques heures, M. C. accuse des coliques. Je m'informe de ce qu'il a mangé et cherche dans mon esprit quelle peut en être la cause; mais comme je ne puis soupçonner qu'elles sont dues au plomb, je n'en suspends pas l'emploi; aussi, dès que la seconde injection est faite, les coliques redoublent d'intensité. Enfin, après m'être recueilli, je suppose, et avec raison, que la cause de leur développement doit être attribuée à la présence du plomb dans l'économie où il a été charriée par le torrent de la circula-tion. En conséquence, au lieu d'ad-ministrer la noix de galle *comme tout autre aurait pu le faire en pareil cas,* j'injecte dans les plaies une dissolu-tion d'acide tannique qui, en parcou-rant le même trajet que celles du plomb, va le neutraliser en formant avec lui un précipité insoluble (1).

(1) Ce fait, rapporté pour démontrer que l'usage du plomb en liquide, à reprises plus ou moins suc-cessives sur les plaies à vif, produit de pernicieux effets, doit aussi faire comprendre toute la diffé-rence qu'il y a entre la matière médicale théorique enseignée dans nos écoles, et la *matière médicale expérimentale qui n'est malheureusement en-seignée nulle part.*

C'est en effet faute d'enseignement de matière

DES CAUSTIQUES.

Tout praticien un peu en renom a aujourd'hui son caustique de prédilection qu'il vante comme bien supérieur aux autres.

médicale expérimentale que la pratique offre une foule de non-sens. En voici un entre autres :

On voit tous les jours prescrire des cataplasmes de farine de graine de lin aspergés de sous-acétate de plomb liquide. Cependant l'un de ces médicaments, comme *émollient*, ramollit les tissus, tandis que l'autre, comme *astringent*, les resserre : de sorte que leur action est détruite réciproquement.

Peut-être est-on dans la croyance que de la combinaison de ces deux corps il résulte une nouvelle action thérapeutique ; mais, dans ce cas, on serait dans une erreur non moins grossière ; car la farine de graine de lin et le sous-acétate de plomb n'ont entre eux aucune affinité chimique.

Ainsi, il est manifeste qu'aussi longtemps qu'on se contentera d'enseigner la matière médicale *théo-*

On ne préfère sans doute ainsi un caustique à un autre que parce que nulle part on ne trouve d'explication satisfaisante sur leurs effets les plus immédiats. S'il était démontré que les effets de tous les caustiques sont toujours semblables, on peut être

riquement, on se trouvera dans l'impossibilité de faire usage des remèdes avec connaissance de cause, et les non-sens de la nature de celui que je viens de signaler continueront à ne blesser les yeux que de bien peu de personnes.

Il y a donc une lacune dans l'enseignement. Elle consiste non-seulement *dans l'absence d'une chaire de matière médicale expérimentale, mais aussi de physiologie expérimentale*, science sans laquelle on ne peut avoir qu'une idée vague et incertaine de l'action des médicaments ; science sans laquelle, en un mot, on ne peut que rester attaché aveuglément aux préceptes de la médecine empirique.

certain qu'à leur égard on ne verrait plus ni préférence ni exclusion.

Les caustiques indistinctement font sur les tissus vivants ce que fait le feu sur le bois; c'est-à-dire qu'ils carbonisent les tissus sur lesquels on les applique, et les rendent ainsi imperméables aux liquides qui les traversaient auparavant. Par cette raison, les tissus ne peuvent plus s'alimenter, de sorte que, pour eux, la mort survient, et c'est ce qui fait qu'à un temps donné ils se détachent pour ne plus faire partie des corps qui leur étaient propres.

En résumé les effets des caustiques consistent :

1° A brûler les parties et les rendre par là imperméables à plusieurs liquides;

2° A obtenir, par suite, la séparation de la partie cautérisée du reste de l'économie vivante.

Comme ce double effet est invariable, on peut donc dire que la seule différence qui existe entre les caustiques réside dans le plus ou moins de temps qu'ils mettent à opérer à égal degré la cautérisation.

FAITS PRATIQUES

DE GUÉRISON DES FLUEURS BLANCHES

PAR LES PURGATIFS,
LES ASTRINGENTS ET LES CAUSTIQUES.

PREMIÈRE OBSERVATION.

Madame J. B., âgée de vingt-six ans, rentière, de tempérament lymphatique, est sujette aux flueurs blanches dès son enfance.

A sept ans, madame J. B. a reçu inutilement les soins de plusieurs médecins; son mal a progressé insensiblement, et aujourd'hui il l'incommode tellement, qu'elle est dans la nécessité d'avoir constamment sur elle un des bandages qu'elle emploie dans le temps de sa menstruation.

Non-seulement madame J. B. a un écoulement blanc d'une abondance extrême, mais encore elle est d'une pâleur et d'une faiblesse des plus grandes. Des douleurs continuelles se font sentir au creux de l'estomac et souvent elle éprouve des palpitations plus ou moins violentes.

Madame J. B. a toujours été assez régulièrement réglée, mais aussi elle a été presque en tout temps sujette à la constipation. Actuellement la défécation n'a plus lieu qu'à l'aide de lavements et d'efforts inouïs.

Je commence par prescrire un purgatif d'eau de Sedlitz; il produit un assez bon effet. La malade avoue qu'elle s'en trouve bien et que ses douleurs au creux de l'estomac ont diminué.

Quelques jours après, madame J. B. accuse de nouveau de la constipation. Je lui fais prendre une seconde fois l'eau de Sedlitz. Ce purgatif amène les mêmes résultats que le précédent. Les quatre ou cinq jours suivants, je fais prendre à la malade, le soir en se couchant, une pilule de calomélas, et, par ce moyen, je fais disparaître entièrement la constipation.

Ensuite, je prescris, pour prendre également chaque soir, une pilule contenant un quart de grain de tannin pur et du sirop de gomme. Jour par jour la malade se sent mieux et voit disparaître en moins d'une quinzaine tous les symptômes de sa maladie.

Voici, en peu de mots, comment je me rends compte de la manière dont la guérison s'est opérée :

L'eau de Sedlitz, en même temps qu'elle a déterminé la défécation, a réveillé l'activité du système nerveux, et par conséquent elle a mis un terme à l'altération du sang, cause des flueurs blanches. D'un autre côté, l'action astringente en même temps que nerveuse du tannin a achevé de rétablir l'ordre normal, principalement en redonnant à la muqueuse génitale sa porosité accoutumée.

DEUXIÈME OBSERVATION.

Madame E. T., jeune institutrice d'un mérite très-distingué, d'un tempérament bilieux, sensible aux moindres contrariétés, est affectée de flueurs blanches depuis quelques années.

Cette jeune dame vaque à ses occupations sans se préoccuper de sa perte blanche. Elle aurait fait ainsi peut-être toujours si elle n'avait entendu dire par hasard que les flueurs blanches constituent une maladie qui ne manque pas d'une certaine gravité.

L'esprit rempli de ce qu'elle a entendu, madame E. T. vient me consulter pour savoir ce qu'il y a de réel dans l'affection des flueurs blanches.

Voici, à peu de choses près, ce que je dis à cette dame pour satisfaire à sa juste curiosité :

« Supposez, madame, un cylindre « en cuir sec posé debout sur lui-

« même; figurez-vous ensuite que
« vous voyez une poire placée à son
« extrémité supérieure. Eh bien,
« n'est-il pas vrai qu'aussi long-
« temps que le cylindre en cuir res-
« tera dans son état de sécheresse,
« on verra la poire rester immobile
« au-dessus ? Mais si, par une cause
« ou une autre, le cylindre vient à
« être humecté au point de perdre
« sa résistance, vous devez compren-
« dre aisément que la poire, en vertu
« de son propre poids, devra le faire
« fléchir, et même qu'elle pourra gra-
« duellement en envahir la cavité.

« Il est sans doute inutile de vous
« dire, madame, que la poire figurée

« doit représenter à vos yeux la po-
« sition de la matrice sur le vagin,
« et que le cylindre en cuir supposé
« est l'image du vagin lui-même. »

Cette comparaison bien simple, mais qui renferme pourtant toutes les conditions anatomiques des organes de la génération, fait une impression profonde sur madame E. T. Elle m'avoue aussitôt qu'elle comprend fort bien maintenant comment les flueurs blanches peuvent déterminer l'état anormal du vagin, et, *par suite, une descente de matrice.*

Enfin, madame E. T. me quitte en me disant qu'elle voulait être traitée sans retard pour se débarrasser de ses pertes blanches.

Cette dame est âgée de vingt-six ans, et, quoiqu'elle le désire sans cesse ardemment, elle n'a pas encore le bonheur d'être mère. Elle est dans la croyance qu'elle a été atteinte de flueurs blanches à la suite d'un violent accès de colère éprouvé quelque temps avant son mariage. Son teint, le tour de ses yeux et bien d'autres symptômes décèlent chez cette dame que sa maladie a fait plus de progrès qu'elle ne le soupçonne.

Parmi ces symptômes, je trouve la constipation que je commence par guérir à l'aide de pilules d'aloès. Ensuite je prescris à prendre, chaque soir, une pilule de tannin et d'un quart de grain de morphine. Ce traitement amène une complète guérison dans l'espace de douze à treize jours.

TROISIÈME OBSERVATION.

Madame N. D., âgée de quarante-six ans, de tempérament lymphatique, mère de plusieurs enfants, est affectée, depuis environ vingt mois, de diarrhée et de flueurs blanches.

Lasse de s'adresser aux remèdes des bonnes femmes et même de ceux de deux praticiens, elle a recours à mes soins.

Madame N. D. est d'une maigreur et d'une faiblesse extrêmes. Elle chancèle et s'essouffle dès qu'elle marche quelque peu. Elle éprouve de continuelles douleurs au creux de l'estomac. Ses yeux sont cernés, son teint est pâle. Elle a cessé d'être réglée il y a environ quatre ans.

Elle attribue sa double maladie à l'usage immodéré du sucre de Mexico qui lui a été indiqué pour la guérir d'une forte constipation. Elle a raison.

L'auscultation me fait connaître qu'il n'existe pas de maladie organique au cœur ni au poumon. Les viscères abdominaux me paraissent sains. Néanmoins la présence de la diarrhée est pour moi l'indice certain que la muqueuse, des intestins est lésée.

Ainsi la lésion de cette muqueuse étant de la même nature que celle du vagin, c'est-à-dire que l'une et l'autre sont à l'état de flaccidité, je fais prendre en conséquence à la malade l'acide tannique qui, comme on le sait, resserre les pores des membranes muqueuses. J'obtiens de la sorte en dix-huit jours l'entière guérison de madame N. D.

QUATRIÈME OBSERVATION.

Mademoiselle A. F., âgée de dix-sept ans, d'un tempérament lymphatique, est affligée d'une très-forte perte blanche et de constipation.

Je suis appelé.

Après avoir interrogé quelques minutes la malade, je prescris immédiatement deux gouttes d'huile de croton. Ce purgatif, contre mon attente, ne produit que fort peu d'effet ; cela est suffisant pour me faire juger que la constipation est très-intense. Dès lors, le lendemain, au lieu de deux gouttes, j'en fais prendre trois. Il s'ensuit une défécation très-abondante qui met un terme à la constipation.

Quelques jours après, je donne à la malade une pilule de tannin, et ainsi de suite pendant l'espace de dix jours. Passé ce temps, mademoiselle A. F. se trouve guérie de ses flueurs blanches.

CINQUIÈME OBSERVATION.

Mademoiselle G. de R., petite fille âgée de cinq ans, est atteinte de flueurs blanches depuis sa naissance. Je la guéris de cette maladie au moyen de lavements d'eau miellée répétés aussi longtemps que des marques apparentes de pertes blanches se font remarquer.

DES PALES COULEURS

ou

DE LA CHLOROSE.

Les pâles couleurs ont de tout temps exercé l'attention des praticiens et principalèment celle des contemporains.

Les uns se sont efforcés de préciser les symptômes qui les caractérisent.

Les autres ont essayé de donner les raisons thérapeutiques qui déterminent leur guérison.

D'autres enfin ont cherché la cause qui les engendre.

Ainsi, l'on a beaucoup fait et dit sur la chlorose; mais on ne s'est pas aperçu qu'il n'était guère possible d'arriver à un résultat satisfaisant sans recourir aux données qui suivent (1) :

(1) Voir l'ouvrage de M. Dupuis, d'Alfort, sur les *Fluxions périodiques*, duquel sont extraites ces diverses expériences.

PREMIÈRE EXPÉRIENCE.

Quand on coupe les nerfs pneumogastriques au milieu du cou, la mort s'ensuit le lendemain.

On dissèque.

La membrane muqueuse du sac droit et du colon est couverte de *taches noires*. La membrane interne du cœur est infiltrée et *violacée*. Celle de l'aorte *est noirâtre*.

DEUXIÈME EXPÉRIENCE.

Lorsqu'on coupe les nerfs pneumogastriques et trisplanchniques au milieu du cou, quelques instants après, l'animal marque beaucoup d'anxiété. Le lendemain il a des mouvements convulsifs dans les différentes parties du corps. Il faiblit à chaque instant. Il meurt.

On l'ouvre.

Le foie est gorgé d'un sang *très-noir*. Les ventricules du cœur, ainsi que le poumon, renferment également du sang *très-noir*.

TROISIÈME EXPÉRIENCE.

Si l'on fait la même section sur un autre cheval, aussitôt la respiration devient sifflante ; quelques moments après il est haletant.

Le lendemain il est faible et convulsif. La respiration est embarrassée ; il grince les dents ; son pouls est de plus en plus petit. Il meurt.

On fait l'autopsie.

On trouve que *le sang artériel est très-noir.*

QUATRIÈME EXPÉRIENCE.

Quand on tire du sang de l'artère carotide et de la veine jugulaire d'un cheval avant la section, le sang artériel a la même couleur qu'on lui reconnaît ordinairement.

Si l'on coupe alors les nerfs pneumogastriques et trisplanchniques, l'on observe quelque temps après que le sang artériel est *noir*.

L'animal fait de grands efforts pour aspirer ; enfin, il chancèle et meurt.

On l'ouvre.

Le poumon *est gorgé de sang noir*. La membrane externe du cœur *a des taches noires*.

CINQUIÈME EXPÉRIENCE.

Si l'on comprime complétement les nerfs pneumogastriques et trisplanchniques au milieu du cou d'une jument ; si quatre jours après, ou quelques moments avant la mort, on lui retire du sang de l'artère carotide, *on le trouve d'une couleur noir foncé.*

SIXIÈME EXPÉRIENCE.

Si l'on exerce la compression sur les nerfs pneumogastriques et trisplanchniques d'un cheval vigoureux, quelques heures après, *le sang qu'on retire de la carotide est très-noir.*

Il meurt comme suffoqué.

A l'autopsie, l'on voit ce qui suit :

La membrane muqueuse du sac gauche et droit, ainsi que celle du poumon, *violacée et noire.* Les cavités du cœur *gorgées de sang noir et cou-*

gulé. Le poumon *gorgé de sang noir.*

SEPTIÈME EXPÉRIENCE.

Si l'on retire du sang de l'artère carotide d'un cheval hongre, et qu'on l'examine, il est de couleur vermeille. Il se coagule promptement. Une once de ce caillot fournit vingt et un grains de fibrine, et, de plus, deux centilitres de sérum.

Si l'on coupe ensuite les pneumogastriques de cet animal, et que, quelques heures après cette section, on lui retire de nouveau du sang de la même artère, on y trouve un changement notable de composition. La quantité de fibrine est diminuée. Il y a moins de matière colorante rouge. L'albumine imprègne le caillot. La couenne inflammatoire est plus mince que de coutume, et une once de ce sang, introduit sous la peau d'un cheval sain, détermine une affection charbonneuse.

———

Il n'est aucune de ces expériences qui ne puisse venir en aide, sans qu'on s'en doute, à la solution des questions qui se rattachent aux pâles couleurs ou à la chlorose.

En effet, elles viennent toutes

donner une égale sanction à l'opinion plusieurs fois émise dans le cours de cet ouvrage, que toute altération du sang avait pour cause directe une lésion nerveuse. Ainsi, d'après cette théorie si bien basée, on peut conclure, avec la certitude de se renfermer dans le vrai, que la chlorose est le produit d'une altération du sang, provenant d'une lésion qui affecte les pneumogastriques.

La chlorose est donc l'effet immédiat d'une altération nerveuse.

Si l'on objectait que cette conclusion est sujette à controverse, par la raison qu'il n'est pas suffisamment démontré que ce qui arrive sur les divers animaux soumis à l'expérience doive arriver sur les femmes, on répondrait péremptoirement en disant que, chez les chlorotiques, la gêne de la respiration et l'altération des mouvements du cœur ne peuvent avoir d'autre cause, anatomiquement parlant, qu'une affection aux pneumo-gastriques.

Dès que cette affection nerveuse existe, la fonction de la sanguinification cesse d'être normale. La quantité ordinaire de matière colorante rouge du sang et de fibrine diminue. Le volume de la sérosité augmente. Dès lors les chlorotiques sont pâles, faibles, et les menstrues se suppriment ou bien changent de couleur, etc.

CURE

PALES COULEURS OU DE LA CHLOROSE.

On doit dès à présent concevoir aisément que, pour bien traiter les chlorotiques, il faut faire choix de médicaments qui ont une action plus ou moins directe sur le système nerveux. En un mot, il faut que ces médicaments possèdent la puissance de réhabiliter l'intégrité des fonctions des pneumogastriques et détruire par là la cause qui a donné lieu à la chlorose.

Voici ceux de ces médicaments auxquels j'accorde la préférence :

Le fer,

L'iode,

Les emménagogues,

L'électricité.

DU FER.

Il serait superflu de s'étendre ici sur les propriétés du fer, attendu que ce qu'il a été dit de ce médicament, page 69, doit le faire suffisamment connaître. Toutefois je ferai remarquer que le fer constipe, et que, par cette raison, on ne doit jamais l'administrer qu'avec les mêmes précautions qui sont recommandées à l'égard du tannin. Ainsi, quand il y a de l'échauffement, etc., etc., il faut s'abstenir d'en faire usage.

DE L'IODE.

On trouvera, page 66. tout ce qu'il y a de plus intéressant à connaître sur l'iode. Néanmoins, comme cette substance, administrée à certaines doses, excite de la céphalalgie, il n'est pas inutile de dire qu'en l'employant à petite quantité on peut en faire un long usage sans avoir rien de fâcheux à en redouter.

DES EMMÉNAGOGUES.

Les emménagogues sont les médicaments auxquels on a le plus généralement recours pour faire éclater la menstruation, ou pour la rendre d'apparence normale quand elle n'en offre, pour ainsi dire, aucun des caractères.

Ces médicaments sont tous plus ou moins solubles dans le suc gastrique. Ils sont absorbés et charriés

par le courant de la circulation jusqu'à l'axe cérébro-spinal, d'où leur
action va se manifester sur la matrice.

DE L'ÉLECTRICITÉ.

Toutes les fois que l'on parle d'é-
lectricité, l'on est généralement dis-
posé à penser qu'elle est la cause de
tous les phénomènes de la vie. Une
foule de choses paraissent, il est vrai,
témoigner en faveur de cette opinion.
En effet, il est bien difficile de ne pas
se laisser séduire à la vue d'une
force qui se développe au contact
de chaque molécule vivante, et qui

retarde ou accélère le phénomène le plus général, l'absorption.

L'électricité est un moyen thérapeutique des plus énergiques. Elle imprime le mouvement aux organes qui en sont privés, et fait cesser le désordre qui existe dans les fonctions du système nerveux.

On s'est servi de l'électricité avec succès dans des cas de cécité, et j'en ai fait usage contre le strabisme (1);

(1) J'ai publié, en 1836, dans le n° 10 du journal *l'Hebdomadaire*, un Mémoire qui met sur la *voie* de la section des muscles de l'œil en cas de strabisme. Depuis lors, il s'est fait et il se fait encore beaucoup de bruit dans le monde savant au nom de guérisons d'yeux louches obtenues d'après les indices que j'ai donnés. Néanmoins, dans tout

mais c'est à l'aide d'aiguilles galvanisées que je l'ai administrée sur la branche frontale et maxillaire supérieure de la cinquième paire des nerfs.

ce qui se dit et se fait, il n'est pas plus question de mon travail ni de moi que si nous n'avions l'un et l'autre jamais vu le jour !

FAITS PRATIQUES

DE GUÉRISON DES PALES COULEURS OU DE LA CHLOROSE

PAR LE FER, L'IODE, LES EMMÉNAGOGUES ET L'ÉLECTRICITÉ.

PREMIÈRE OBSERVATION.

Mademoiselle H. B., jeune fille de dix-sept ans, élevée à la campagne et l'habitant depuis son enfance, vient à Paris en 1840 pour y demeurer tout à fait, et ne tarde pas de ressentir les atteintes de la chlorose.

L'air épais de la grande cité, la nourriture peu succulente qu'on y trouve ordinairement, le bruit incessant de ses rues, les courses fatigantes sur son pavé gras et humide, etc., etc., forment autant de causes qui ont plus ou moins contribué au développement de cette maladie.

Je la trouve pâle, très-pâle, elle qu'on voyait naguère parée du plus joli incarnat naturel. Son pouls est faible. Elle a cessé d'être réglée depuis trois mois; elle mange fort peu; elle est triste, et cependant elle ne peut assigner aucune cause morale qui puisse l'affecter particulièrement.

Je prescris la limaille de fer en pilules à prendre soir et matin, ainsi

que quelques bains de pieds à prendre de temps en temps.

Trois jours après, la malade m'an-
nonce qu'elle se trouve mieux. C'est
d'ailleurs ce que j'appris par moi-
même en lui trouvant la peau du
ventre moins boursouflée, le teint
plus animé et le pouls légèrement
plus fort.

Le même traitement est continué,
et mademoiselle H. B. se trouve
complétement guérie au bout de
seize à dix-sept jours.

DEUXIÈME OBSERVATION.

Madame M., âgée de vingt-quatre

ans, de tempérament nerveux, se trouve affligée d'une chlorose qui éclate à la suite d'un accès de colère occasionné par la jalousie.

Jamais femme, je crois, n'a présenté un cas de cette maladie plus intense que celui qui sévit sur madame M. Il est à remarquer qu'elle offrait le bruit du diable tel qu'il a été décrit dans ces derniers temps. Les règles n'ont pas paru depuis six mois. Il y a de la constipation, etc.

Je commence par purger à plusieurs reprises. Ensuite j'administre l'iodure de potassium. Ce traitement fait disparaître successivement les symptômes de la maladie, et, au bout d'un mois, madame M. a recouvré toute sa santé habituelle.

TROISIÈME OBSERVATION.

Mademoiselle Jos. Q., âgée de dix-huit ans, de tempérament sanguin, est affectée de pâles couleurs. Elle souffre de cette maladie depuis six mois, et depuis ce moment elle n'est point réglée.

J'emploie immédiatement l'électro-puncture tout le long de l'épine dorsale; j'en fais aussi usage sur l'hypogastre. De la sorte j'obtiens le retour des règles, et, au bout d'environ un mois, la malade est guérie de tous points.

———

Ce qu'il y a de remarquable dans les trois cas de guérison qu'on vient de lire, c'est qu'il a été fait usage contre la chlorose de trois médicaments de nature différente.

En effet, on se sent pour ainsi dire tenté de se demander comment il se fait que des causes différentes ont pu amener des effets semblables. Néanmoins, à cet égard, le doute ne tarde pas à disparaître, parce que rien n'est plus facile de concevoir que l'iode, le fer et l'électricité *ont* seulement *des apparences différentes*, et que, par conséquent, leurs vertus sont identiques. S'il n'en était pas ainsi, il faudrait admettre des effets semblables de causes différentes, ce qui, d'après les règles ordinaires de la pensée, serait absurde.

On objecterait vainement contre cet argument qu'il n'est pas rare de voir les faits se montrer en opposition avec les règles de la pensée ; car une telle objection ne serait que spécieuse et tomberait d'elle-même dès qu'on répondrait que les faits sont accidentels et de nature variable, tandis que la pensée seule est invariable et éternelle.

DE LA MÉLANCOLIE.

La mélancolie est cet état fâcheux de l'esprit qui inspire du dégoût pour les objets que l'on possède, et fait vivement désirer ceux qu'on se voit refuser.

Cette maladie est le produit d'une affection nerveuse que la femme contracte comme à son insu dans la position que la société lui a faite, c'est-à-dire dans son état d'assujettissement à l'homme.

La physionomie de la femme mélancolique offre quelque chose d'égaré. Généralement les malades ont l'ouïe et le tact très-émoussés. Elles accusent une foule de douleurs et ne peuvent en préciser aucune. Enfin, comme cette maladie est principalement une altération de l'esprit, c'est plutôt à l'aide de moyens moraux que par le secours des médicaments que le praticien doit tenter la guérison.

On peut donc proposer comme moyens efficaces :

La consolation,

Et la distraction.

EFFETS DE LA CONSOLATION.

J'ai eu occasion de voir, il y a quelque temps, une jeune dame qui était devenue triste et mélancolique.

On se perdait en conjectures sur les causes qui avaient pu déterminer cette affection, d'autant plus que tout autour d'elle semblait concourir à lui rendre la vie agréable.

Sa mélancolie était telle, qu'on ne parvenait à captiver ses regards et ses idées que pour un moment. Quoi qu'on imaginât pour la distraire, on n'aboutissait qu'à la voir retomber dans peu d'instants sur la pensée triste qui la dominait.

Un jour, en m'entretenant avec elle de Florence qu'elle connaissait, j'en vins à lui parler des hommes qui ont illustré cette belle cité. Savonarole ne fut pas oublié. Nous tombâmes d'accord que ce célèbre personnage n'aimait pas les marchands. L'expression qui apparut sur la figure de cette dame, à ces derniers mots, me fit conjecturer que sa mélancolie prenait sa source dans le dégoût de la profession que son mari exerçait.

Afin de m'assurer si j'avais bien conjecturé, je mis en usage tout ce que la réflexion me suggéra, et, grâce à quelques innocents détours, je me convainquis en effet que cette dame avait l'esprit frappé que la profession de son mari était un obstacle à son bonheur.

Voici à peu près comment elle s'exprimait toutes les fois qu'on lui représentait que c'était sans motif raisonnable qu'elle s'abandonnait ainsi à la mélancolie :

« Vous me blâmez de ma tristesse;
« mais vous ne savez pas que mon
« mari, que j'ai enrichi de 20,000 fr.
« de rente, n'est occupé que de son
« négoce de vieux chiffons. Nous
« sommes sans enfants, et cependant
« l'intérêt le domine à tel point, qu'il
« ne trouve jamais le moment de

« m'offrir quelques-unes de ces dis-
« tractions qui dédommagent une
« femme des mille peines que lui
« cause son état d'assujettissement
« aux lois et aux préjuges de la so-
« ciété. »

Tel fut, à peu de chose près, son langage aussi longtemps que j'essayai de lui faire comprendre qu'il n'y avait rien de fondé dans sa manière de voir. Dès lors je dus changer de système. Je me mis d'abord à dire comme elle, et ensuite j'exaltai ses qualités aux dépens de celles de son mari. Je faisais semblant d'être moi-même scandalisé de la profession qu'il exerçait. Elle en parut joyeuse, et l'expansion de ses peines n'eut plus de bornes. Mes visites devinrent de jour en jour plus désirées, et petit à petit j'eus le bonheur de ramener l'esprit de cette dame à un état de calme qui n'empêchait plus le langage de *la raison et de la morale* d'être bien accueilli. Alors la mélancolie ne tarda pas à disparaître entièrement.

EFFETS DE LA DISTRACTION.

Tout le monde sait que la distraction agit particulièrement sur nos sens, qu'elle les secoue et détourne puissamment toute idée de tristesse de notre esprit. C'est pourquoi, lorsque les effets de la consolation auront été inutilement essayés par le praticien contre la mélancolie, il fera bien de conseiller ceux de la distraction, par exemple, les *voyages*, les *spectacles*, la *musique*, etc., etc.

DE L'HYSTÉRIE.

—

L'hystérie est cette maladie qu'on appelle vulgairement *attaque de nerfs*. Elle est si connue par ses symptômes, qu'il serait vraiment inutile d'en faire la description. Toutefois il est bon de dire qu'elle a son siége dans l'axe cérébro-spinal, et que conséquemment tous les médicaments qui ont une action sur cette partie de l'économie peuvent être administrés avec succès.

La quinine et *la silicine*, ainsi que les *antispasmodiques*, produisent d'heureux résultats.

Un fait du plus grand intérêt, que j'ai eu occasion de recueillir, c'est que l'huile de croton, appliquée par la méthode endermique, calme les violents accès hystériques (1.)

(1) La silicine, la quinine et les antispasmodiques sont assez bien décrits dans les livres de matières médicales pour qu'il ne devienne pas inutile d'en donner ici la description.

DE LA FOLIE.

De la mélancolie à l'hystérie, et de l'hystérie à la mélancolie, il n'y a qu'un pas. En effet, l'une et l'autre de ces maladies annoncent une lésion du cerveau. Mais, quoique si rapprochées, elles n'en constituent pas moins des maladies dissemblables par la forme qu'affectent leurs symptômes.

Les femmes atteintes de folie deviennent bientôt méconnaissables; leurs charmes se flétrissent comme par enchantement. Elles ne raisonnent plus, et perdent ainsi tout avec la raison.

On a cru que certaines affections du foie, des intestins, de l'utérus, etc., occasionnaient plusieurs affections de l'esprit.

On croit assez généralement que la folie est le produit d'une affection du cerveau, et une doctrine assez récente prétend que cette maladie n'est que le résultat d'une irritation.

Il n'y a pas de doute que le foie, les intestins, l'utérus, etc., exercent une certaine influence sur le développement de la folie, puisque souvent l'on guérit cette maladie en rendant la santé à ces divers organes. Pourtant, comme il est reconnu en physiologie que les fonctions de ces mêmes organes sont dues au système nerveux, il est évident que, pour qu'il y ait de la folie, il faut que le système nerveux ait été primitivement malade.

Dès lors ceux qui pensent que la folie est le produit d'une affection du cerveau peuvent être seuls dans le vrai ; mais si la vérité est de leur côté à cet égard, il n'est certes pas permis d'en dire autant lorsqu'ils soutiennent que la folie existe par la raison que le cerveau est irrité (1).

(1) Ce que j'ai dit, pages 139 et 140, pour démontrer que l'aspect irrité des intestins peut être le résultat de l'absorption de l'oxygène atmosphérique, trouve parfaitement son application à cette prétendue irritation du cerveau.

Dans les hôpitaux aussi bien que dans les amphithéâtres, lorsqu'on veut s'assurer s'il y a de l'inflammation ou non dans telle ou telle partie de l'économie cadavérique, on ne réfléchit pas qu'au moment où l'on examine la pièce anatomique, elle a déjà été exposée à l'air ou plongée dans l'eau, et

CURE DE LA FOLIE.

Comme dans la folie il reste démontré que c'est le cerveau qui est malade, il est clair que c'est aux médicaments qui ont une action plus ou moins directe sur cet organe que l'on doit recourir.

Ces médicaments sont nombreux; mais ils se résument presque tous dans ceux-ci :

par conséquent soumise aux éléments qui peuvent lui donner un aspect enflammé sans qu'il y ait la moindre irritation.

Cette manière d'anatomiser a fait commettre et accréditer, dans tous les temps, à l'égard de l'inflammation, une foule d'erreurs que les livres des hommes les plus célèbres de notre époque reproduisent comme à l'envi.

Les douches froides ou chaudes,

L'ellébore,

Et les autres purgatifs.

La *saignée* doit aussi être indiquée comme un moyen qui peut concourir à la guérison de la folie.

DES DOUCHES.

Les douches froides ou chaudes, en agissant sur la boîte osseuse, ont une action indirecte sur le cerveau ; elles secouent fortement le système nerveux, impressionnent vivement les malades, et communiquent une telle activité au cerveau, qu'elles suffisent souvent pour le guérir de la lésion qui en altère les fonctions.

DE L'ELLÉBORE

L'ellébore est une plante de la famille des colchicées ; elle se trouve dans les montagnes du Jura, de l'Auvergne, dans les Alpes, etc.

On ne fait usage que de la racine de cette plante ; elle est sous forme de cône tronqué de deux à trois pouces. Elle renferme la vératrine, substance purgative très-énergique (1).

Comme c'est la vératrine qui est la partie agissante de l'ellébore, c'est

(1) Voir à ce sujet les belles expériences de M. Magendie.

d'elle seule qu'on se sert aujour-
d'hui. On peut l'administrer aux
adultes à un douzième de grain,

En pilules,

En frictions, etc.

DES PURGATIFS.

Quant à ces médicaments, il en a
été suffisamment parlé, pages 137 et
suivantes, pour me dispenser de rien
ajouter à leur égard.

DE LA SAIGNÉE.

La saignée, ainsi qu'on a pu le
voir, page 114, déprime le système de

la circulation et facilite les mouvements alternatifs des organes. Il est
donc très-concenable que cette opération, sous ce double rapport, doive
être très-salutaire, et jouer un grand
rôle dans le traitement de la folie.

———

FAITS PRATIQUES

DE GUÉRISON DE LA FOLIE

PAR LA SAIGNÉE, LES DOUCHES, L'ELLÉBORE ET LES PURGATIFS.

PREMIÈRE OBSERVATION.

Madame R. A. devient folle à la
suite d'une frayeur qui lui a arrêté

les règles comme par enchantement.

Je commence par saigner cette dame;
je la soumets ensuite aux douches
froides, et je calme ainsi en peu de
temps ses accès.

Enfin, pour rappeler les menstrues, et par suite la raison, je m'a-
dresse à de bons drastiques, dont
l'emploi, sagement administré, est
suivi du résultat le plus satisfaisant.

DEUXIÈME OBSERVATION.

Je suis appelé auprès d'une jeune
maîtresse de pension dont la raison
est égarée depuis peu. Je la trouve
seule avec sa mère dans une cham-

bre. Ma présence est à peine remarquée par cette jeune personne, qui s'occupe de classe comme si toutes ses élèves se trouvaient autour d'elle. Elle les appelle tour à tour par leur nom, leur fait réciter leurs leçons, les interroge et s'entretient tantôt avec l'une et tantôt avec l'autre. Les demandes et les réponses se suivent avec assez d'ordre dans sa bouche. Enfin elle termine la classe et demande à sa mère s'il n'est pas vrai que ses petites filles vont bien. Puis elle se met à rire, dit qu'elle va faire des prodiges, mais que cela n'est pas étonnant, puisque son père, qui est le Père éternel, lui a donné du génie, beaucoup de génie. Je n'en finirais pas, si je rapportais tous les signes de folie dont cette jeune personne m'a rendu spectateur.

Bref, je m'informe auprès de la mère si elle connaît la cause qui a apporté tant de désordre dans l'esprit de sa fille. Cette tendre mère me dit, en pleurant, que sa fille a toujours été sage, très-sobre, et attachée à ses devoirs avec un esprit parfaitement religieux; qu'elle était par là certaine qu'aucune cause morale n'avait pu affecter sa fille. Je la questionne ensuite sur les menstrues; elle m'assure qu'elles sont régulières.

« Seulement, me dit-elle, je sais que

« la pauvre enfant est sujette à la
« constipation, et que depuis quinze
« jours elle n'a pas été à la garde-
« robe. »

Convaincu dès lors que la cause
de la folie est la constipation, je prescris deux onces d'huile de ricin.
Mais impossible de les faire prendre
à la malade. Je les fais alors mettre
dans un lavement ; mais même impossibilité de le faire prendre. J'es-
saie de la méthode endermique, et je
trouve la même résistance.

Fort heureusement je découvre
qu'elle a une plaie à la paume de la
main ; alors je m'attache à appliquer
sur cette plaie de l'huile de croton,

et, aidé par la mère, je parviens, en effet, à faire usage de quatre gouttes de ce purgatif.

Il s'ensuit une abondante défécation et des selles réitérées. La malade en paraît visiblement soulagée.

Le même purgatif est administré de la même manière deux jours après, et un meilleur état de santé se manifeste. Enfin cette jeune personne ne se refuse plus à prendre les médicaments, et, au moyen d'aloès, d'huile de ricin, de croton, etc., etc., je guéris entièrement ce cas de folie.

Les ouvrages spéciaux sont remplis de dissertations sur la nature, le siége et le traitement de la folie; mais je ne pense pas qu'aucun d'eux ait épuisé la matière. Loin de là, plus on les consulte, moins on est satisfait des idées qu'ils émettent.

Je n'ai pas la prétention de faire mieux ni d'imposer une nouvelle méthode. Je me suis seulement attaché à démontrer que les purgatifs ont une action non moins raisonnée contre la folie que les douches et la saignée. Dès lors, toutes les fois que l'on aura affaire à cette maladie, on fera bien de s'adresser à ces médicaments, concurremment avec les moyens généralement usités.

RÉFLEXIONS

ET

CONCLUSION.

Il est admis en médecine que le foie est l'organe de la *sécrétion* de la bile.

Pourquoi cela n'est-il pas contesté? N'est-ce pas parce que *l'expérience* a démontré que l'on cesse de trouver de la bile dans le duodénum dès qu'on a lésé le foie ou lié le canal cholédoque?

Il est également admis que le cœur chasse le sang dans les artères ; que les muscles se contractent ; que les nerfs sont les organes de la sensibilité, etc., etc.

Pourquoi rien de cela n'est-il mis en doute non plus ? C'est parce que *l'expérience* a aussi démontré que les fonctions de ces diverses parties de l'économie cessent d'être normales dès qu'on les a lésées.

Ainsi donc, si *l'expérience* est la base de tout ce qui a été admis en médecine touchant la fonction de certains organes, il est évident qu'elle doit servir de base aussi à tout ce qu'il y a encore à admettre à l'égard des fonctions de certains autres organes.

Or, qu'est-ce que *l'expérience* enseigne relativement aux fonctions du cerveau?

Elle fait connaître qu'aussitôt qu'on lui porte une grave atteinte, la pensée cesse de se montrer dans toute son intégrité : ce qui démontre que le cerveau est l'organe d'où émane la pensée.

Cette conclusion est toute naturelle. Aussi elle corrobore ce que j'ai dit de la source des maladies dont il est question dans cet ouvrage; car je crois avoir démontré qu'elles proviennent toutes d'affections nerveuses, et souvent de l'esprit ou du cerveau.

———————

Maintenant qu'il est démontré que le cerveau est l'organe de la pensée, on doit facilement concevoir que l'esprit durant la vie ne peut pas être *collé ou réuni* à l'axe cérébro-spinal et surtout au cerveau, comme le prétendent les spiritualistes. En effet, vouloir cela, c'est vouloir l'impossible; car ce qui *n'a ni surface ni profondeur*, comme l'esprit, ne peut évidemment être ni collé, ni réuni au cerveau *qui a surface et profondeur*.

Mais de ce que ce raisonnement se

montre en opposition avec la doctrine du spiritualisme qu'on professe généralement, il ne s'ensuit pas que ce soit aux idées émises par les matérialistes qu'il faille rester attaché.

Non ! entre le matérialisme et le spiritualisme, qui se livrent la guerre depuis si longtemps, il y a quelque chose qui les domine ; quelque chose qui *éternise la pensée de l'homme indépendamment de la matière* ; quelque chose enfin que la science formulera sans doute une fois qu'elle sera aidée par toutes les lumières qui sont attachées à l'essor que les siècles lui ont imprimé.

NOTA.

—

Les discussions un peu vives qui
ont éclaté récemment au sujet d'une
brochure traitant de l'injection intro-utérine, m'ont seules fait abstenir de parler de cette intéressante
méthode thérapeutique.

APERÇU

SUR

L'HYGIÈNE GÉNÉRALE DE LA FEMME.

Je me suis efforcé de démontrer que les maladies les plus communes et les plus pernicieuses de la femme proviennent du système nerveux. J'ai aussi cherché à démontrer que les altérations nerveuses tiennent le plus souvent à des affections de l'esprit. Si ma manière de voir trouve quelque crédit, comme je me plais à croire qu'elle le mérite, il faut donc, pour prévenir les maladies des nerfs, s'adresser aux moyens qui peuvent, autant que possible, mettre la femme à l'abri des causes qui affectent son esprit.

Mais comment s'y prendre pour atteindre à ce but si noble et si élevé ? Cela n'est certes pas facile ; au contraire, les difficultés se présentent en foule. Toutefois, elles ne doivent pas rebuter, car s'il n'est pas permis de connaître assez la nature de l'esprit pour en diriger la marche et le développement, toujours est-il qu'on peut fixer des règles générales, qui, si elles ne sont pas dignes d'être transformées en préceptes, pourront néanmoins être observées avec fruit.

————

La plus grande partie des publicistes qui ont étudié les conditions de la société, prétendent que la femme, en raison de la faiblesse de ses organes, est née pour obéir et vivre assujettie à l'homme.

Les autres soutiennent que si la femme est en effet de faible complexion, cela n'est qu'accidentel ou que le résultat des habitudes sédentaires que l'homme lui a imposées en abusant de sa force.

Il ne m'appartient pas de prendre parti ni pour l'une ni pour l'autre de ces opinions. Comme médecin, je dois seulement chercher à établir *quelle est la condition de la femme dans l'état actuel de la société,* afin de pouvoir indiquer les moyens que je suppose être propices à l'entretien de sa santé.

Dans les climats tempérés comme sous les zones brûlantes et glaciales ; chez les nations civilisées aussi bien que parmi les peuplades sauvages ;

malgré la divergence des races, malgré la différence de mœurs, de lois
et d'usages consacrés dans chaque
pays, la femme est en quelque sorte
assujettie à la volonté de l'homme.

Cet empire exercé sur la femme
porte évidemment des atteintes de
plus d'un genre à son esprit; car il
en comprime plus ou moins les
élans. De là, pour elle, une espèce
de choc continuel entre ses penchants les plus intimes, comme entre
ses affections naturelles. De là, en
un mot, la source de la plupart de
ses lésions nerveuses et organiques.

Mais de ce qu'il paraît démontré
que la position de la femme est la

cause la plus commune de ses maladies, il ne s'ensuit pas que c'est à une nouvelle législation sociale que la science doive faire appel pour pouvoir tracer des règles générales d'hygiène; au contraire, c'est directement à l'esprit lui-même de la femme qu'elle doit s'adresser pour les formuler.

En effet, comme tout changement salutaire aux lois est ordinairement l'affaire incertaine du temps, il est évident que, pour amener quelque bien, il faut surtout s'appliquer à faire comprendre aux femmes qui l'ignorent encore qu'une *résignation raisonnée* peut devenir pour elles non-seulement un préservatif contre leurs affections, mais encore la source de leur bonheur.

Si cette vérité était contestée par quelque femme placée sous l'empire de certaines idées, on la lui ferait sans doute admettre facilement en lui tenant un langage à peu près analogue à celui-ci :

« Vous éprouvez de l'ennui, un
« sentiment de tristesse indéfinissa-
« ble dès que vous venez à penser que
« vous n'êtes pas maîtresse de vos
« actions, que vous ne pouvez agir
« que sous le bon plaisir de votre
« mari ; que vous n'avez de distrac-

« tions ou de plaisirs que ceux de
« son choix ; que, jusque dans vos
« plus légères fantaisies, il vous faut
« essuyer son contrôle ; que de cet
« état de choses naissent pour vous,
« pauvre femme, une série de con-
« trariétés qui irritent vos nerfs et
« fatiguent incessamment votre es-
« prit. Mais, dites-moi, seriez-vous
« aussi malheureuse que vous vous
« imaginez l'être, si vous exécutiez,
« sans arrière-pensée, les conditions
« que vous avez trouvées établies en
« vous réunissant à l'homme de vo-
« tre choix ? Non, assurément ; car
« en restant *conséquente avec vous-même,*
« vous verriez s'établir entre votre

« mari et vous une parfaite harmonie.
« Or, croyez-le bien, là où règne
« une telle harmonie, rien n'ir-
« rite les nerfs, rien ne fatigue l'es-
« prit, rien ne laisse apercevoir ni
« la suprématie du mari, ni la sujé-
« tion de la femme. »

Afin de prévenir les objections
qu'on pourrait me faire au sujet de
ce langage, je dois faire remarquer
d'abord que je n'ai consulté que ce
qui existe maintenant, et non pas ce
qui pourra exister un jour entre
l'homme et la femme; et ensuite
qu'entre une *résignation* raisonnée et
la servitude il y a une grande diffé-

rence. En effet, si la servitude ne comporte pas de dignité, la résignation telle que je l'entends dispose à la vertu, et la vertu, comme chacun le sait, donne de la noblesse aux sentiments en même temps que de l'élévation à l'âme.

S'il est vrai que la femme, en imprimant une sage direction à ses idées, peut trouver une règle certaine d'hygiène contre les affections que, selon elle, recèle sa position, on ne pourrait pas avec justice révoquer en doute qu'elle est à même d'en appeler à sa raison avec non moins de succès contre une foule de causes qui sont aussi de nature à léser son système nerveux et son cerveau. Par exemple, si ses penchants l'entraînent avec trop de vivacité à la recherche des plaisirs, des occasions de briller, etc., n'est-ce pas par le raisonnement qu'elle parviendra plus sûrement à mettre de justes limites à ses inclinations et par là conserver sa santé ? Il en est de même pour son régime alimentaire, pour les soins extérieurs du corps, etc.

Pour ce qu'il en est de l'état de grossesse, de lactation, de sevrage, et de toutes les conditions qui réclament certains soins hygiéniques, je ne pourrais tracer de règles dignes d'obtenir la préférence sur celles gé-

néralement suivies, et, par cette raison, je m'abstiens d'en parler.

A l'égard de la femme qui a à redouter les maladies que voit trop
souvent éclore l'époque de la cessa-
tion des menstrues, les emprunts
qu'elle peut faire à sa raison ou à
son esprit ne doivent pas être mis
en première ligne pour la préser-
ver de ces maladies. Pour elle, les
précautions hygiéniques sont très-
nombreuses, de sorte qu'on ne saurait trop lui recommander l'observation de tout ce que le temps et
l'expérience lui ont enseigné de pra-
tiquer en pareil cas.

Quant à l'hygiène des jeunes filles,

je n'ai que peu de chose à dire. Comme la principale cause de leurs affections réside le plus ordinairement dans une contention d'esprit peu en harmonie avec les avantages réels qu'elles sont appelées à en retirer, le meilleur moyen à indiquer contre ces affections et contre ce qu'on exige d'elles, c'est d'éveiller la sollicitude éclairée des mères Il en est peu, en effet, qui n'aient une pleine connaissance de ce qu'il est bien d'éviter pour ne pas compromettre la santé de ces objets de leur plus tendre affection.

Tel est le tableau succinct d'hygiène générale que j'ai cru pouvoir formuler avec la conviction qu'il doit produire quelque bien, *surtout dans l'état actuel de la société.*

FIN.

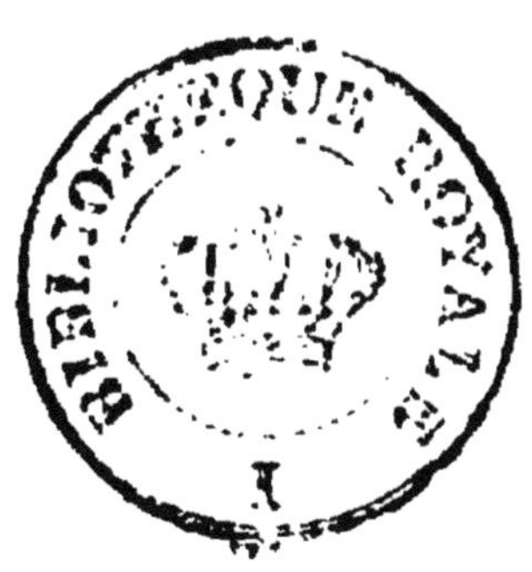

TABLE.

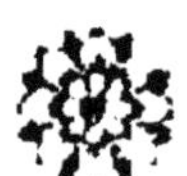

Imprimerie de SCHNEIDER et LANGRAND, rue d'Erfurth, 1.